KUHINJA HAPPY SKIN

100 receptov za nego vaše kože od znotraj navzven

Dejan Žagar

Avtorski material ©2024

Vse pravice pridržane

Nobenega dela te knjige ni dovoljeno uporabljati ali prenašati v kakršni koli obliki ali na kakršen koli način brez ustreznega pisnega soglasja založnika in lastnika avtorskih pravic, razen kratkih citatov, uporabljenih v recenziji. Ta knjiga se ne sme obravnavati kot nadomestilo za zdravniški, pravni ali drug strokovni nasvet.

KAZALO _

KAZALO _ 3

UVOD 8

ZAJTRK IN MALICA 10

1. AJDOVE PALAČINKE 11

2. ZDRAVILNI ZAJTRK LASSI 13

3. PROSENI VAFLJI 15

4. TOFU IN OHROVT PREMEŠATI 17

5. SADJE IN BELJAKOVINSKI OVES IZ KVINOJE 20

6. JABOLČNA ŽITA 22

7. PARATHA, POLNJENA S CVETAČO 24

8. PARATHA , POLNJENA S ŠPINAČO 26

9. ZDRAVILNA POČENA PŠENICA Z INDIJSKIMI OREŠČKI 28

10. SPLIT GRAM & LENTIL CRÊPES 31

11. ZDRAVILNE PALAČINKE IZ ČIČERIKINE MOKE 34

12. KREMA IZ RIŽEVIH PALAČINK 37

13. MASALA TOFU SCRAMBLE 40

14. PALAČINKE S SEMENI KARAMBOL 42

15. SMOOTHIE MARELICE IN BAZILIKE 44

16. JAGGERY PALAČINKE 46

17. OREHOVA KAŠA 48

18. CIMETOVA KVINOJA Z BRESKVAMI 50

19. KVINOJINA KAŠA 52

20. ZDRAVILNI ČAJ 54

21. VODA IZ ARTIČOK..56
22. ZLATO MANDLJEVO IN KURKUMINO MLEKO....................58
PREDJEDI IN PRIGRIZKI..60
23. UGRIZI BAMIJE IN KUMARE.....................................61
24. SLADKI KROMPIR S TAMARINDO..............................63
25. MANDLJEVE PLOŠČICE..65
26. POLNJENE HRUŠKE S FIGAMI.................................67
27. ZAČIMBNE KROGLICE...69
28. PRIGRIZEK IZ ZELENE..71
29. SPIRULINA KROGLICE..73
30. P , P IN P PRIGRIZEK..75
31. ČEBULNI KREKERJI..77
32. IZ RUMENE CVETAČE , PAPRIKE.............................79
33. ZAČINJENA POKOVKA NA ŠTEDILNIKU....................81
34. MASALA PAPAD..83
35. PRAŽENI OREŠČKI MASALA..................................85
36. S ČAJEM ZAČINJENI PRAŽENI MANDLJI IN INDIJSKI OREŠČKI.....87
37. ZAČINJENI ČIČERIKINI POPERJI.............................89
38. PEČENI ZELENJAVNI KVADRATKI...........................91
39. ZAČINJENE POLPETE IZ SLADKEGA KROMPIRJA........94
GLAVNA JED: ZELENJAVA..97
40. ZAČINJEN TOFU IN PARADIŽNIK............................98
41. KROMPIRJEVA KAŠA IZ KUMINE...........................101
42. KROMPIRJEVA KAŠA Z GORČIČNIM SEMENOM........103
43. ZDRAVILNI GRAH IN BELO ZELJE..........................105
44. ZELJE Z GORČIČNIMI SEMENI IN KOKOSOM............107

45. STROČJI FIŽOL S KROMPIRJEM....................109

46. JAJČEVCI S KROMPIRJEM............................112

47. MASALA BRSTIČNI OHROVT.........................115

48. GRŠKA CVETAČA...117

49. KREMNE TESTENINE IZ BUČK......................119

50. BUČKE Z BUČNIM PESTOM..........................121

51. PILAV IZ DILENIH BUČK...............................123

52. KUSKUS CREMINI PILAF..............................125

53. ZDRAVILNA RIŽOTA S ŠPARGLJI..................128

54. BULGUR Z BUČNO OMAKO..........................131

GLAVNA JED: STROČNICE IN ŽITA......................133

55. ULIČNA SOLATA IZ STROČNIC....................134

56. MASALA FIŽOL IN ZELENJAVA.....................136

57. IZ CELEGA FIŽOLA S KOKOSOM..................138

58. KARI FIŽOL ALI LEČA..................................140

59. LEČA S CURRYJEVIMI LISTI........................143

60. GOAN LEČA KOKOS CURRY........................146

61. CHANA MASALA STROČNICE......................149

62. POČASI KUHAN FIŽOL IN LEČA....................152

63. CHANA IN SPLIT MOONG DAL S POPROVIMI KOSMIČI............154

64. RJAVI RIŽ IN ADZUKI FIŽOL DHOKLA............157

65. MUNG FIŽOL IN RIŽ Z ZELENJAVO...............160

66. PREMEŠAJTE ZELENJAVO...........................162

67. ŠPANSKA ČIČERIKA IN TESTENINE.............164

68. TESTENINE BREZ KUPOLE..........................167

69. RIŽOTA Z RJAVIM RIŽEM.............................169

70. KVINOJA TABBOULE EH..171

71. PROSO, RIŽ IN GRANATNO JABOLKO...............................173

GLAVNA JED: CURRIJI...175

72. BUČNI CURRY S PIKANTNIMI SEMENI..............................176

73. OKRA CURRY..179

74. ZELENJAVNI KOKOSOV CURRY.......................................181

75. OSNOVNI ZELENJAVNI CURRY..183

76. BLACK EYE BEAN IN KOKOSOV CURRY............................185

77. CVETAČNI KOKOSOV KARI..188

78. CVETAČNI IN KROMPIRJEV KARI.....................................190

79. KROMPIRJEV, CVETAČNI IN PARADIŽNIKOV CURRY..........192

80. MEŠANICA ZELENJAVE IN CURRYJA IZ LEČE....................194

81. PARADIŽNIKOV CURRY..196

82. CURRY IZ BELE BUČE..198

83. ZIMSKA MELONA S KARIJEM...200

84. KARI, KI GA NAVDIHUJE SAMBHAR NA ŠTEDILNIKU.........202

85. PUNJABI KARI FIŽOL IN LEČA...205

86. ŠPINAČA, BUČA IN PARADIŽNIKOV CURRY.....................208

SLADICE..211

87. ROŽIČEV MOUSSE Z AVOKADOM...................................212

88. ZAČINJENE MURVE IN JABOLKA....................................214

89. OSTRA KORENČKOVA TORTA...216

90. BRUSNIČNA KREMA...218

91. Z BANANO , GRANOLO IN JAGODAMI...........................220

92. BOROVNIČEV IN BRESKOV HRUSTLJAVČEK....................222

93. OVSENI KOSMIČI BRÛLÉE...224

94. RAZNOVRSTNO JAGODIČEVJE GRANITA..................226
95. VEGANSKI NESLADKAN BUČNI SLADOLED.................228
96. ZAMRZNJENA SADNA KREMA................................230
97. AVOKADOV PUDING..232
98. CHILI IN OREHOVI ZVITKI................................234
99. ZDRAVILNA JABOLČNA PITA...............................236
100. MAKARONI S KOKOSOVO IN POMARANČNO VODO.............239
ZAKLJUČEK...241

UVOD

Stopite v "KUHINJA HAPPY SKIN", kraljestvo, kjer se kulinarični užitki srečujejo z nego kože, ki vam ponuja 100 receptov, namenjenih prehrani vaše kože od znotraj navzven. Ta kuharska knjiga je vaš vodnik za izkoriščanje moči zdravih sestavin, superživil in strokovno oblikovanih receptov za spodbujanje sijoče in zdrave kože. Pridružite se nam, ko se podajamo na potovanje odkrivanja presečišča prehrane in nege kože ter ustvarjanja harmonične mešanice, ki izboljša vaše dobro počutje in lepoto.

Predstavljajte si kuhinjo, polno živahnega sadja, zelenjave in hranilnih sestavin, ki so izbrane tako, da podpirajo zdravje in vitalnost vaše kože. "KUHINJA HAPPY SKIN" ni le zbirka receptov; to je celosten pristop k negi kože, ki priznava pomen nege telesa od znotraj. Ne glede na to, ali se želite spoprijeti s posebnimi težavami s kožo, izboljšati celotno polt ali si preprosto privoščiti okusne in koži všečne obroke, so ti recepti oblikovani tako, da vašo kuhinjo spremenijo v zatočišče za sijočo in srečno kožo.

Od smutijev, bogatih z antioksidanti, do solat, ki spodbujajo kolagen, in od predjedi, polnih omega-3, do čudovitih sladic z lastnostmi, ki izboljšajo kožo, vsak recept je praznovanje sinergije med prehrano in nego kože. Ne glede na to, ali ste navdušenec nad nego kože ali ljubitelj hrane, ki želi raziskati lepotne prednosti vaših obrokov, je "KUHINJA HAPPY SKIN" vaš vir za ustvarjanje rutine nege kože, ki se začne na vašem krožniku.

Pridružite se nam, ko se poglobimo v svet hrane za krepitev lepote, kjer je vsaka jed dokaz ideje, da se zdrava, sijoča koža začne z odločitvami, ki jih naredite v svoji kuhinji. Torej, zberite sestavine, bogate s hranili, sprejmite moč hrane kot zdravila in poskrbimo za našo pot do srečne, sijoče kože s "KUHINJA HAPPY SKIN".

ZAJTRK IN MALICA

1. Ajdove palačinke

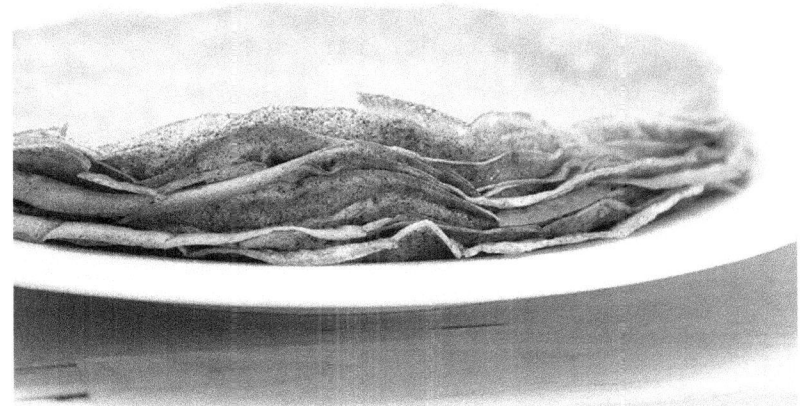

Naredi: 3 palačinke

SESTAVINE:
- ½ skodelice vode
- ¼ čajne žličke ingverja v prahu
- 1 čajna žlička mletega lanenega semena
- ½ skodelice ajde
- ½ čajne žličke cimeta
- Vegansko maslo za kuhanje

NAVODILA:
a) Vse sestavine zmešajte v skledi. Mešanico pustite stati 8-10 minut.
b) Ko ste pripravljeni za kuhanje, v ponev na srednji vročini dajte vegansko maslo.
c) Vzemite tri žlice testa in ga s hrbtno stranjo žlice na tanko razmažite.
d) Ko se na zgornji strani začnejo pojavljati mehurčki, palačinko previdno obrnemo in pečemo še drugo stran nekaj minut.

2. Zdravilni zajtrk Lassi

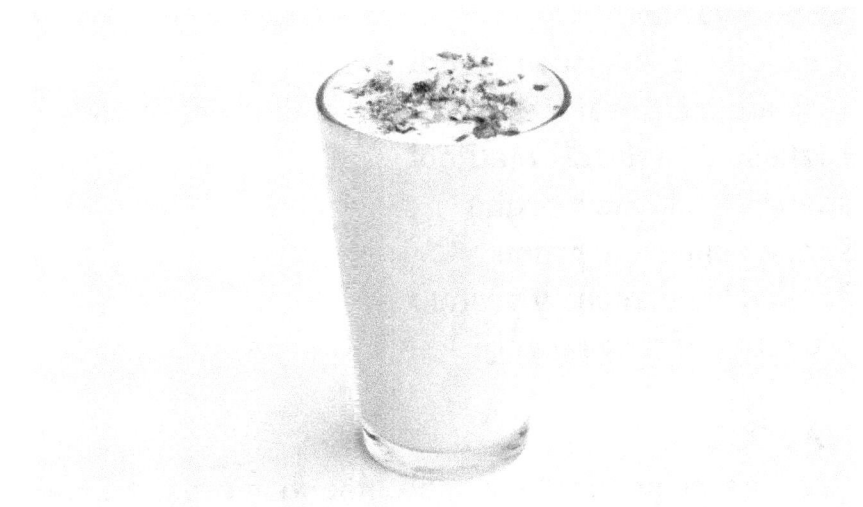

Naredi: 2 porciji

SESTAVINE:
- ½ skodelice kokosovo-mandljevega jogurta
- ½ skodelice prečiščene filtrirane ali izvirske vode
- 1 izkoščičen datelj Medjool
- ščepec kurkume v prahu
- ščepec cimeta v prahu
- ščepec kardamona v prahu
- 3 peclji žafrana po želji

NAVODILA:
a) Vse sestavine dajte v mešalnik in mešajte 2 minuti, dokler ni gladka.
b) Takoj popijte.

3. Proseni vaflji

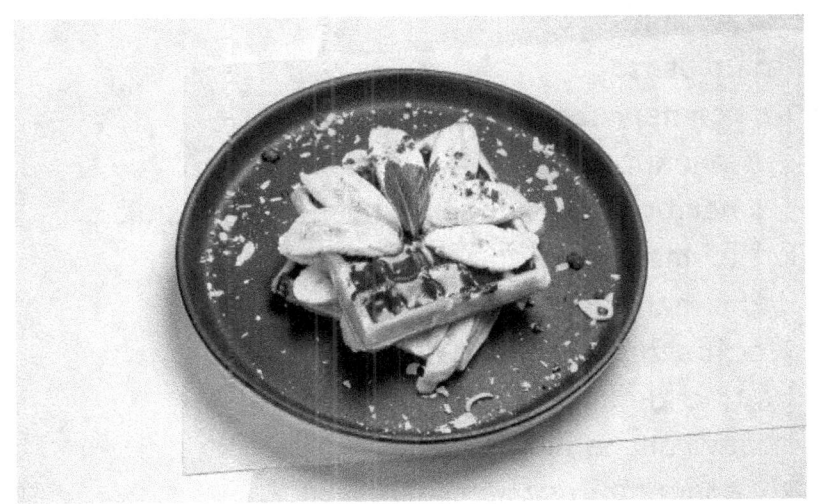

Naredi: 4

SESTAVINE:
- 1 c up proso
- 1 c gor nepraženo ajdo
- ¼ c lanenih semen
- ¼ c naribanih nesladkanih kokosovih kosmičev
- 2 žlici melase ali agave
- 2 žlici nerafiniranega kokosovega olja
- ½ čajne žličke soli
- 1 čajna žlička mletega cimeta
- 1 pomarančna lupina
- ¼ c sončničnih semen
- Čokoladni sirup

NAVODILA:
a) V posodo damo proso, ajdo in lan ter prilijemo vodo; pustite stati čez noč in nato odcedite.
b) Zrna dajte v mešalnik z toliko vode, da so zrna prekrita.
c) Zmešajte preostale sestavine, razen sončničnih semen.
d) Mešajte, da dobite gosto testo.
e) Nekaj testa dajte v vroč pekač za vaflje.
f) Maso potresemo s sončničnimi semeni in spečemo po navodilih proizvajalca.
g) Postrezite s svojimi najljubšimi prelivi ali brez.

4. Tofu in ohrovt premešati

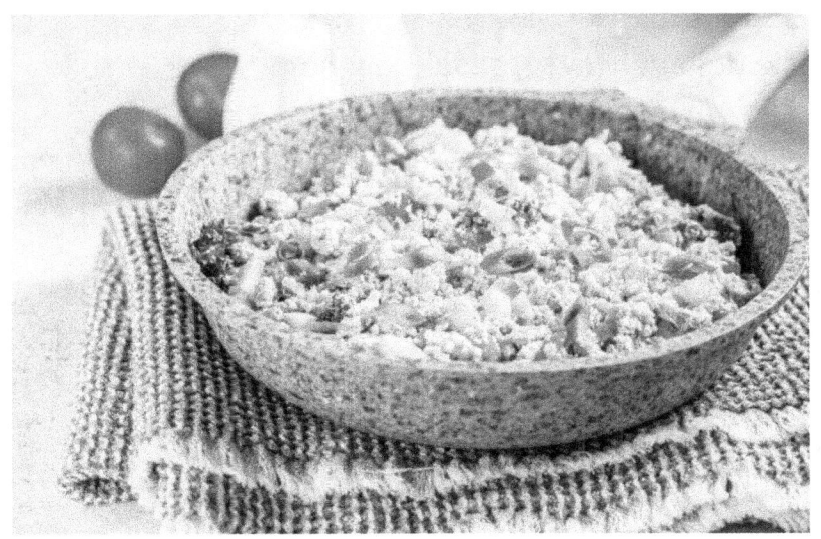

Naredi: 2

SESTAVINE:
- 2 skodelici ohrovta, sesekljanega
- 2 žlici olivnega olja
- 8 unč ekstra čvrstega tofuja, odcejenega in zdrobljenega
- ¼ rdeče čebule, narezane na tanke rezine
- ½ rdeče paprike, narezane na tanke rezine

OMAKA
- voda
- ¼ žlice kurkume
- ½ žlice morske soli
- ½ žlice mlete kumine
- ½ žlice česna v prahu
- ¼ žlice čilija v prahu

ZA SERVIRANJE
- Krompir za zajtrk ali toast
- Salsa
- Cilantro
- Pekoča omaka

NAVODILA:
OMAKA
a) Suhe začimbe zmešajte v posodi z dovolj vode, da dobite pretočno omako. Postavite na stran.
b) V ponvi segrejemo olivno olje in na njem prepražimo čebulo in rdečo papriko.
c) Primešajte zelenjavo in jo začinite s soljo in poprom.

d) Kuhajte 5 minut ali dokler se ne zmehča.
e) Dodamo ohrovt in pokrijemo 2 minuti, da se duši.
f) Zelenjavo premaknite na eno stran ponve in dodajte tofu.
g) Po 2 minutah dodajte omako in hitro premešajte, da se omaka enakomerno porazdeli.
h) Kuhajte še dodatnih 6 minut ali dokler tofu rahlo ne porjavi.
i) Postrezite s krompirjem ali kruhom za zajtrk.

5. Sadje in beljakovinski oves iz kvinoje

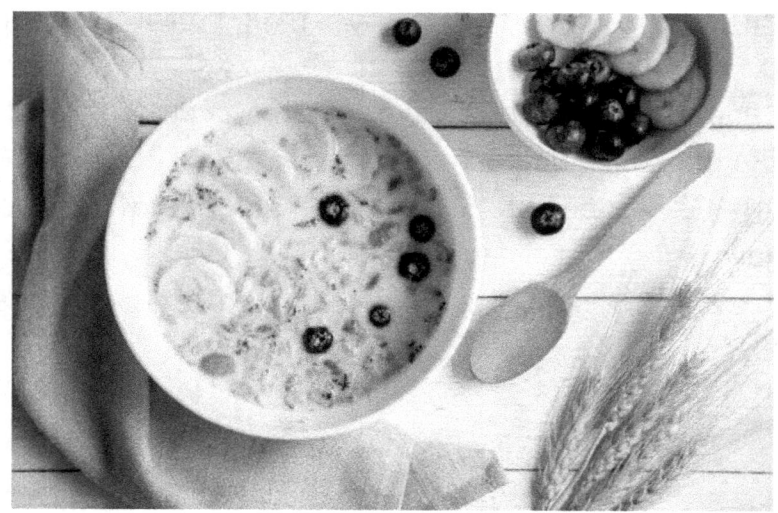

Naredi: 1

SESTAVINE:
- ¼ skodelice ovsenih kosmičev brez glutena
- ¼ skodelice kuhane kvinoje
- 2 žlici naravnega veganskega beljakovinskega prahu vanilije
- 1 žlica mletega lanenega semena
- 1 žlica cimeta
- ¼ banane, pretlačene
- Nekaj kapljic tekoče stevije
- ¼ skodelice malin
- ¼ skodelice borovnic
- ¼ skodelice na kocke narezanih breskev
- ¾ skodelice nesladkanega mandljevega mleka

Dodatki:
- popečen kokos
- mandljevo maslo
- mandlji
- suho sadje
- sveže sadje

NAVODILA:
a) Zmešajte oves, kvinojo, beljakovine v prahu, mleti lan in cimet ter premešajte, da se združijo
b) Dodajte pretlačeno banano, stevijo, jagode in breskve.
c) Dodamo mandljevo mleko in sestavine premešamo.
d) Čez noč hranite v hladilniku.
e) Postrezite hladno!

6. Jabolčna žita

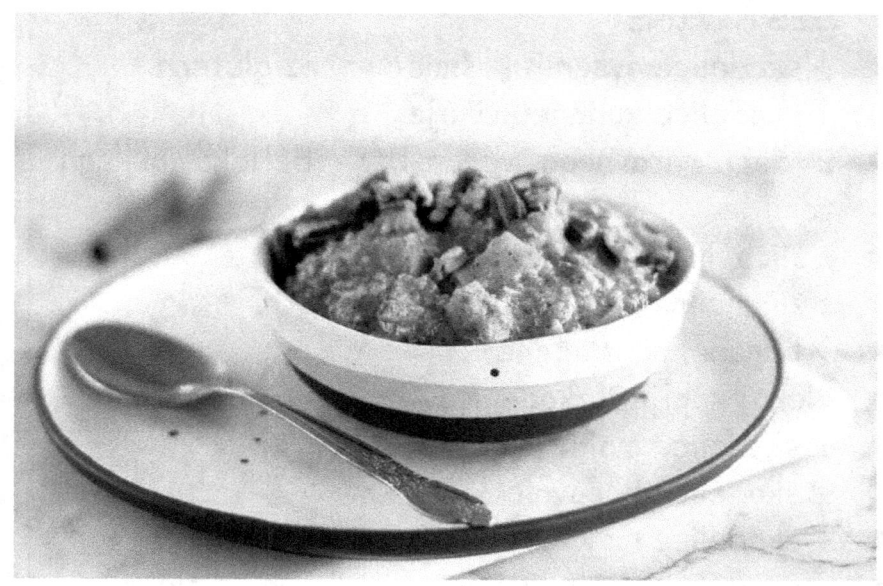

Naredi: 1 porcijo

SESTAVINE:
- 1 jabolko
- 1 hruška
- 2 palčki zelene
- 1 žlica vode
- Ščepec cimeta

NAVODILA:
a) Jabolko, hruško in zeleno narežemo na koščke in damo v blender.
b) Sadje in zelenjavo zmešajte z vodo do gladke konsistence.
c) Po želji začinite s cimetom.

7. Paratha, polnjena s cvetačo

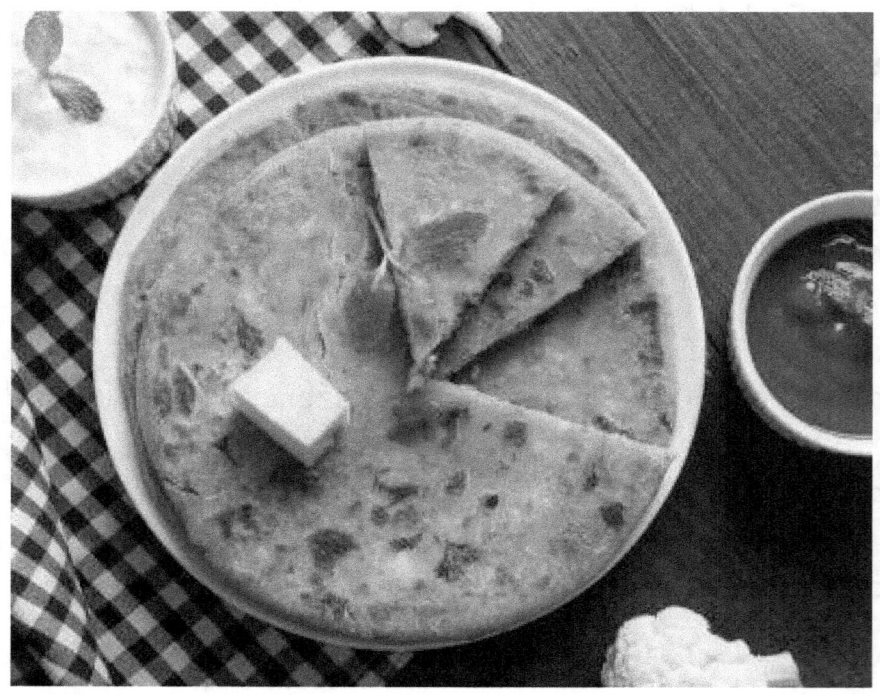

Naredi: 12

SESTAVINE:
- 2 skodelici naribane cvetače
- 1 čajna žlička grobe morske soli
- ½ čajne žličke garam masale
- ½ čajne žličke kurkume v prahu
- 1 serija testa Roti brez glutena

NAVODILA:
a) V globoki skledi zmešajte cvetačo, sol, garam masalo in kurkumo.
b) Iz roti testa vzemite del v velikosti žogice za golf in ga povaljajte med dlanmi.
c) Sploščite ga v dlaneh in razvaljajte na deski.
d) Na sredino testa položimo žlico cvetačnega nadeva.
e) Vse strani zložite navznoter, tako da se srečajo na sredini.
f) Kvadrat potresemo z moko brez glutena.
g) Ponovno ga razvaljajte na tanko in okroglo.
h) Segrejte ponev, nato dodajte parate in kuhajte 30 sekund ali dokler se ne strdi.
i) Obrnite in kuhajte 30 sekund.
j) Naoljite in pecite, dokler obe strani rahlo ne porjavita.

8. Paratha , polnjena s špinačo

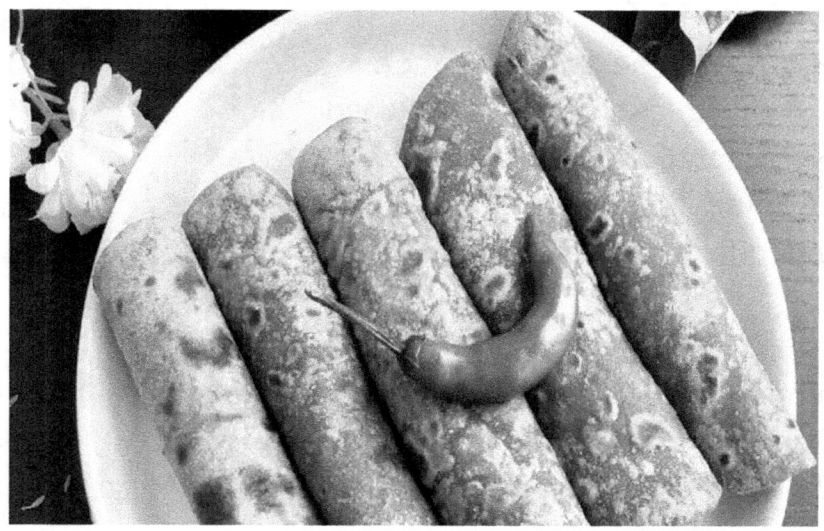

Naredi: 20–24

SESTAVINE:

- 1 skodelica vode
- 3 skodelice paratha moke brez glutena
- 2 skodelici sveže špinače, orezane in drobno sesekljane
- 1 čajna žlička grobe morske soli

NAVODILA:

a) V kuhinjskem robotu zmešajte brezglutensko moko in špinačo.
b) Dodajte vodo in sol ter mešajte, dokler testo ne postane lepljivo.
c) Gnetemo nekaj minut na površini, dokler ni gladka.
d) Vzemite kos testa v velikosti žogice za golf in ga povaljajte med dlanmi.
e) Po stiskanju med dlanmi ga razvaljamo po površini, da se nekoliko sploščí.
f) Kuhajte v močni ponvi 30 sekund, preden jih obrnete.
g) Dodamo olje in pečemo, dokler niso vse strani temeljito porjavele.

9. Zdravilna počena pšenica z indijskimi oreščki

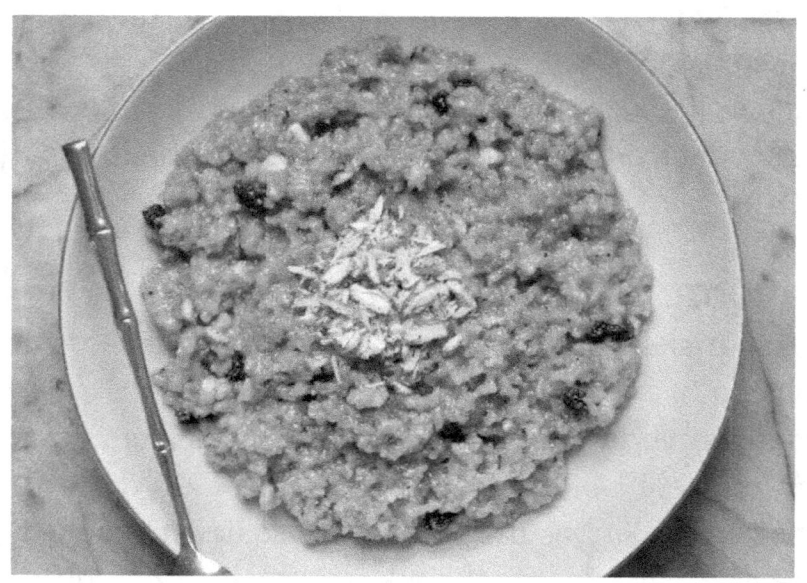

Naredi: 3 porcije

SESTAVINE:
- Sok 1 limone
- 1 skodelica zdrobljene pšenice
- ½ rumene ali rdeče čebule, olupljene in narezane na kocke
- 1 čajna žlička grobe morske soli
- 2 skodelici vrele vode
- 1 korenček, olupljen in narezan na kocke
- 1 žlica olja
- 1 tajski, serrano ali kajenski čili,
- ¼ skodelice surovih indijskih oreščkov, suho praženih
- 1 čajna žlička črnih gorčičnih semen
- 4 curryjevi listi, grobo narezani
- ½ skodelice graha, svežega ali zamrznjenega

NAVODILA:
a) Zdrobljeno pšenico na suhem pražimo 7 minut ali dokler ne porjavi.
b) V veliki, težki ponvi segrejte olje.
c) Dodajte gorčična semena in kuhajte 30 sekund ali dokler ne zacvrčijo.
d) Dušite karijeve liste, čebulo, korenček, grah in čili 3 minute.
e) Dodajte zdrobljeno pšenico, indijske oreščke in sol ter dobro premešajte.
f) Mešanici dodajte vrelo vodo.

g) Kuhajte brez pokrova, dokler se tekočina popolnoma ne vpije.
h) Čisto na koncu časa kuhanja dodajte limonin sok.
i) Odstavimo za 15 minut, da se okusi premešajo.

10. Split Gram & Lentil Crêpes

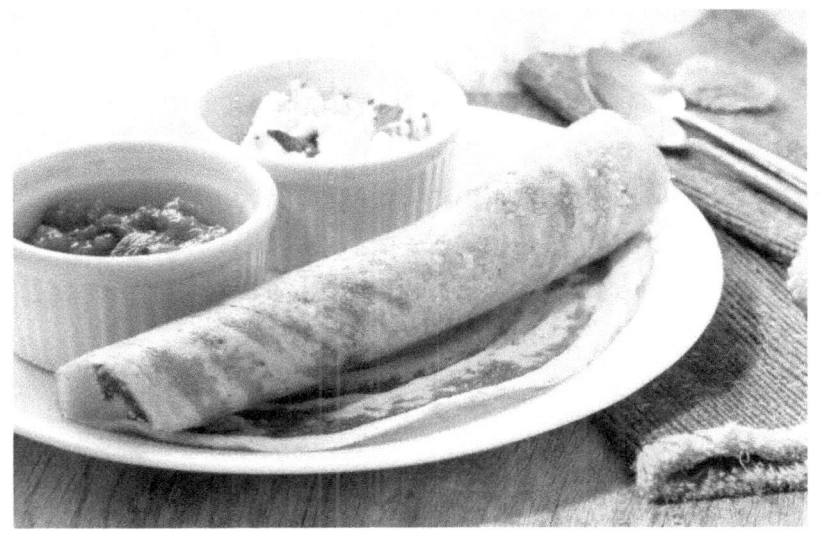

Naredi: 3

SESTAVINE:
- ½ čebule, olupljene in prepolovljene
- 1 skodelica rjavega basmati riža, namočenega
- 2 žlici split gram, namočeno
- ½ čajne žličke namočenih semen piskavice
- ¼ skodelice namočene cele črne leče s kožo
- 1 čajna žlička grobe morske soli, razdeljena
- Olje, za cvrtje v ponvi
- 1½ skodelice vode

NAVODILA:
a) Lečo in riž prelijemo z vodo.
b) Testo pustimo 6 do 7 ur fermentirati na rahlo toplem.
c) Na srednjem ognju segrejte rešetko.
d) V ponev namažite 1 žličko olja.
e) Ko se ponev segreje, zapičimo vilice v nerazrezan, zaobljen del čebule.
f) Narezano polovico čebule drgnite naprej in nazaj po ponvi, medtem ko držite ročaj vilice.
g) Majhno skledo olja z žlico hranite ob strani za kasnejšo uporabo.
h) Testo nalijte na sredino vroče, predhodno segrete ponve.
i) S hrbtno stranjo zajemalke počasi premikajte v smeri urinega kazalca od sredine proti zunanjemu robu ponve, dokler testo ne postane tanko in podobno palačinki.
j) V krog okoli testa z žlico vlijemo tanek curek olja.
k) Dozo kuhamo toliko časa, da rahlo porjavi.

l) Obrnite in pecite tudi drugo stran.
m) Postrezite z začinjenim jeera ali limoninim krompirjem, kokosovim čatnijem in sambharjem.

11.Zdravilne palačinke iz čičerikine moke

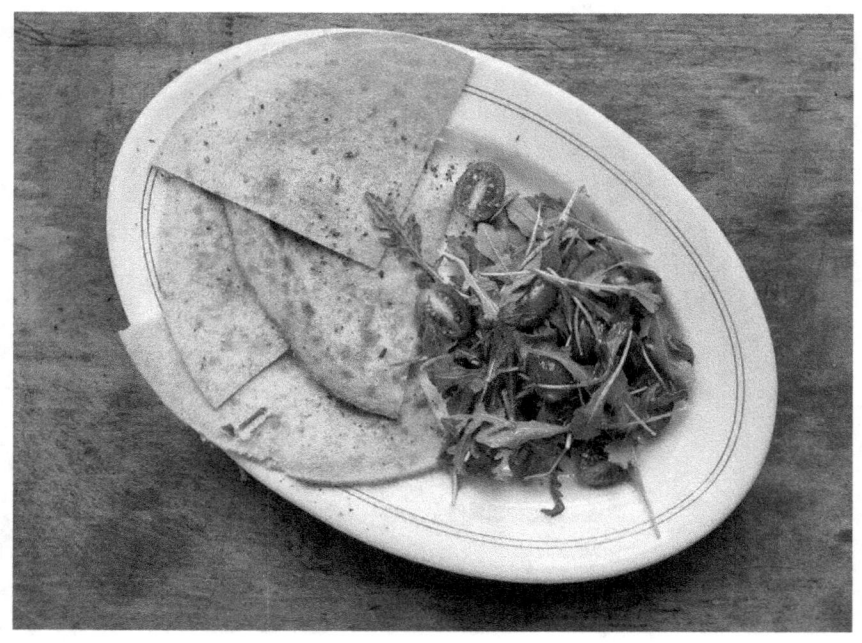

Naredi: 8

SESTAVINE:
- ½ čajne žličke mletega koriandra
- ½ čajne žličke kurkume v prahu
- 2 zelena tajska, serrano ali kajenski čili, sesekljana
- ¼ skodelice posušenih listov piskavice
- 2 skodelici gramov moke
- 1 čajna žlička rdečega čilija v prahu ali kajenskega lista
- Olje, za cvrtje v ponvi
- 1 kos ingverjeve korenine, olupljen in nariban ali zmlet
- ½ skodelice svežega cilantra, mletega
- 1 čajna žlička grobe morske soli
- 1½ skodelice vode
- 1 čebula, olupljena in nasekljana

NAVODILA:
a) V veliki skledi za mešanje zmešajte gramsko moko in vodo, dokler ni gladka. Dati na stran.
b) Zmešajte preostale sestavine, razen olja.
c) Na srednjem ognju segrejte rešetko.
d) Rešetko premažite s ½ žličke olja.
e) Testo vlijemo v sredino pekača.
f) Testo razporedite s krožnimi gibi v smeri urinega kazalca od sredine proti zunanji strani ponve s hrbtno stranjo zajemalke, da dobite tanko, okroglo palačinko.
g) Pooro kuhajte približno 2 minuti na eni strani, nato jo obrnite, da se skuha še na drugi strani.

h) Z lopatko pritisnite navzdol, da zagotovite, da se tudi sredica skuha.
i) Postrezite z metinim ali breskovim čatnijem ob strani.

12. Krema iz riževih palačink

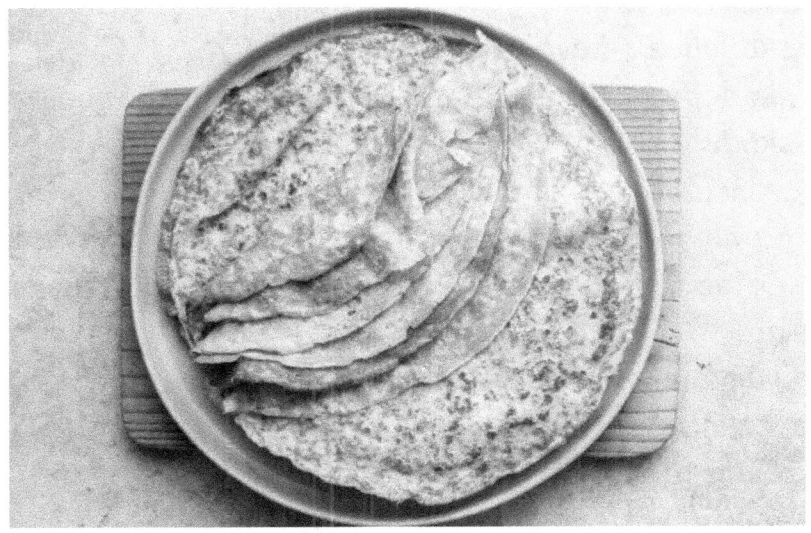

Naredi: 6 obrokov

SESTAVINE:
- 3 skodelice riževe smetane
- 2 skodelici nesladkanega navadnega sojinega jogurta
- 3 skodelice vode
- 1 čajna žlička grobe morske soli
- ½ čajne žličke mletega črnega popra
- ½ čajne žličke rdečega čilija v prahu ali kajenskega lista
- ½ rumene ali rdeče čebule, olupljene in na drobno narezane
- 1 zeleni tajski, serrano ali kajenski čili, sesekljan
- Olje, za cvrtje, odložite v posodo
- ½ čebule, olupljene in prepolovljene

NAVODILA:
a) Zmešajte riževo smetano, jogurt, vodo, sol, črni poper in rdeči čili v prahu v veliki posodi za mešanje in pustite 30 minut, da rahlo fermentira.
b) Dodamo čebulo in čili ter nežno premešamo.
c) Na srednjem ognju segrejte rešetko.
d) V kozici segrejemo 1 žličko olja.
e) Ko se ponev segreje, zapičimo vilice v nerazrezan, zaobljen del čebule.
f) Narezano polovico čebule podrgnite naprej in nazaj po ponvi.
g) Čebulo z vstavljenimi vilicami imejte pri roki za uporabo med odmerki.

h) Nalijte dovolj testa na sredino vroče pripravljene ponve.
i) S hrbtno stranjo zajemalke počasi premikajte v smeri urinega kazalca od sredine proti zunanjemu robu ponve, dokler testo ne postane tanko in podobno palačinki.
j) V krog okoli testa z žlico vlijemo tanek curek olja.
k) Doso kuhajte, dokler rahlo ne porjavi in začne odstopati od ponve.
l) Popečemo tudi drugo stran.

13. Masala Tofu Scramble

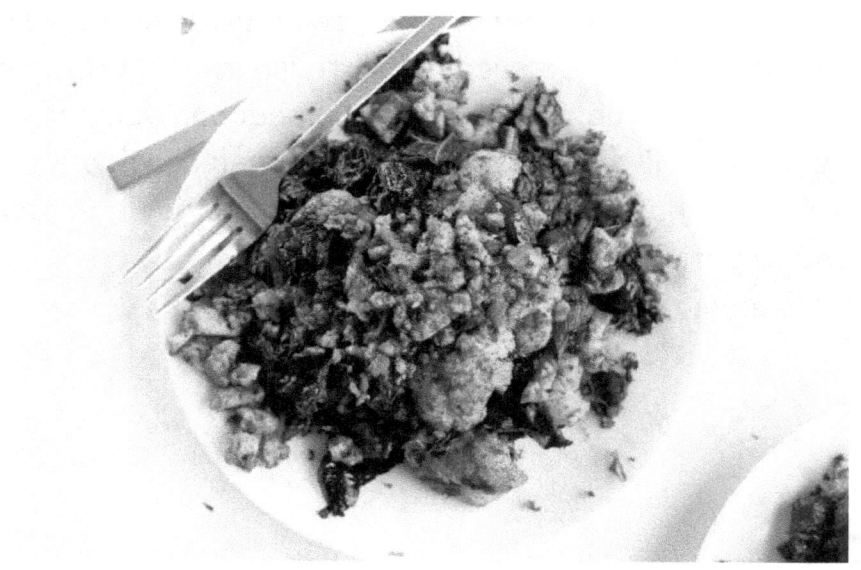

Naredi: 2 obroka

SESTAVINE:
- Pakiranje 14 unč ekstra čvrstega organskega tofuja, zdrobljenega
- 1 žlica olja
- 1 čajna žlička kuminovih semen
- ½ čebule, olupljene in nasekljane
- 1 kos ingverjeve korenine, olupljen in nariban
- 1 zeleni tajski, serrano ali kajenski čili, sesekljan
- ½ čajne žličke kurkume v prahu
- ½ čajne žličke rdečega čilija v prahu ali kajenskega lista
- ½ čajne žličke grobe morske soli
- ½ čajne žličke črne soli
- ¼ skodelice svežega cilantra, mletega

NAVODILA:
a) V težki, ravni ponvi na srednjem ognju segrejte olje.
b) Dodajte kumino in kuhajte 30 sekund ali dokler semena ne zacvrčijo.
c) Dodajte čebulo, ingverjevo korenino, čili in kurkumo.
d) Kuhajte in pražite 2 minuti, pogosto mešajte.
e) Temeljito premešajte tofu.
f) Začinite z rdečim čilijem v prahu, morsko soljo, črno soljo in cilantrom.
g) Temeljito premešajte.
h) Postrezite s toastom ali zavito v vročo roti ali paratho.

14. Palačinke s semeni karambol

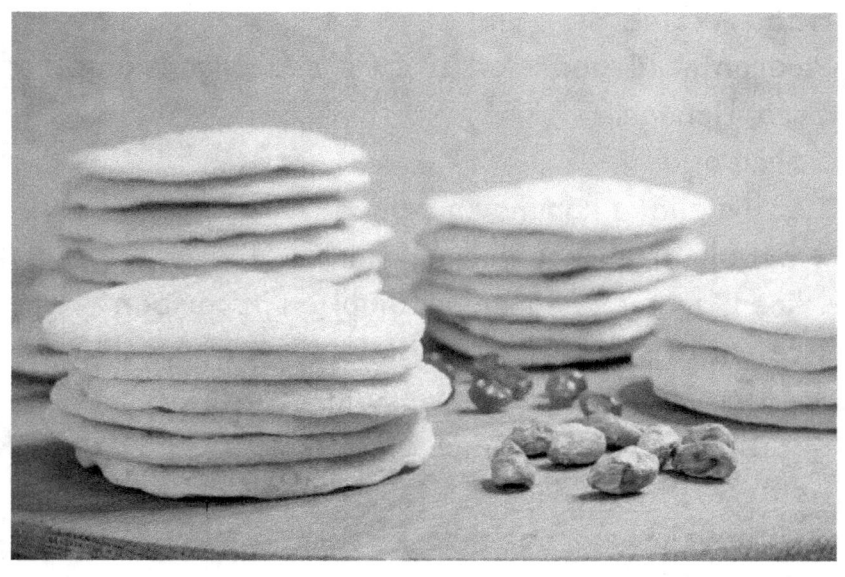

Naredi: 4

SESTAVINE:
- 1 skodelica brezglutenske moke
- 2 žlici rastlinskega olja
- 1 skodelica sojinega jogurta
- ¼ rdeče čebule, olupljene in drobno sesekljane
- Sol, po okusu
- Voda pri sobni temperaturi, po potrebi
- ¼ čajne žličke pecilnega praška
- ¼ čajne žličke karambolovih semen
- 1 rdeča paprika, brez semen in drobno sesekljana
- ½ paradižnika, brez semen in drobno narezanega

NAVODILA:
a) Zmešajte moko, sojin jogurt in sol; dobro premešaj.
b) Dodajte toliko vode, da dosežete konsistenco mase za palačinke.
c) Dodajte pecilni prašek. Dati na stran.
d) V skledi za mešanje zmešajte semena karambolov, čebulo, papriko in paradižnik.
e) Segrejte rešetko z nekaj kapljicami olja.
f) Postavite ¼ skodelice testa na sredino rešetke.
g) Dokler je palačinka še vlažna, dodajte svoj preliv.
h) Po robovih pokapajte nekaj kapljic olja.
i) Palačinko obrnemo in pečemo še 2 minuti.
j) Postrezite toplo.

15. smoothie marelice in bazilike

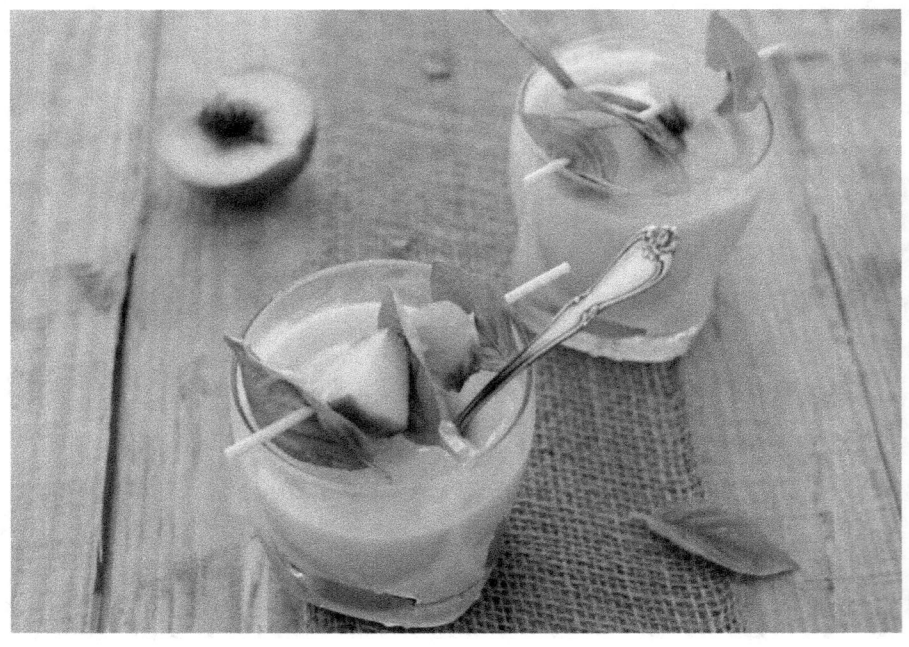

Naredi: 1 smoothie

SESTAVINE
- 4 sveže marelice
- nekaj listov sveže bazilike
- ½ skodelice češenj
- 1 skodelica vode

NAVODILA
a) Vse sestavine zmešajte v mešalniku.
b) Uživajte.

16. Jaggery palačinke

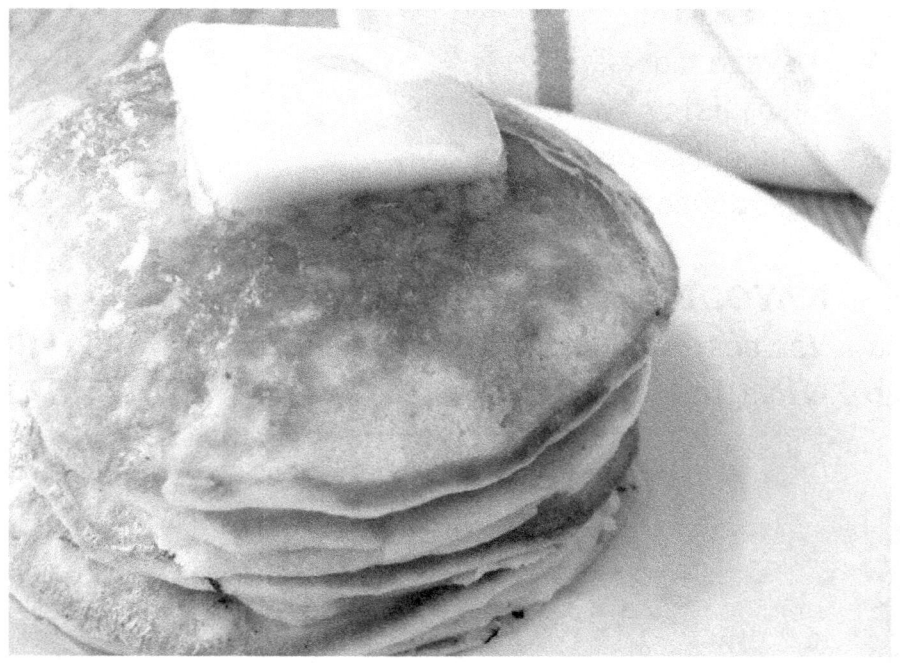

Naredi: 8 palačink

SESTAVINE:
- 1 skodelica brezglutenske moke
- ½ skodelice jaggerja
- ½ čajne žličke semen komarčka
- 1 skodelica vode

NAVODILA:
a) Vse sestavine zmešajte v veliki posodi za mešanje in pustite vsaj 15 minut.
b) Na srednjem ognju segrejte rahlo naoljeno rešetko ali ponev.
c) Testo vlijemo ali zajemamo na rešetko.
d) Testo rahlo razporedite s hrbtno stranjo zajemalke v smeri urinega kazalca od sredine, ne da bi ga preveč redčili.
e) Popečemo na obeh straneh in takoj postrežemo.

17. Orehova kaša

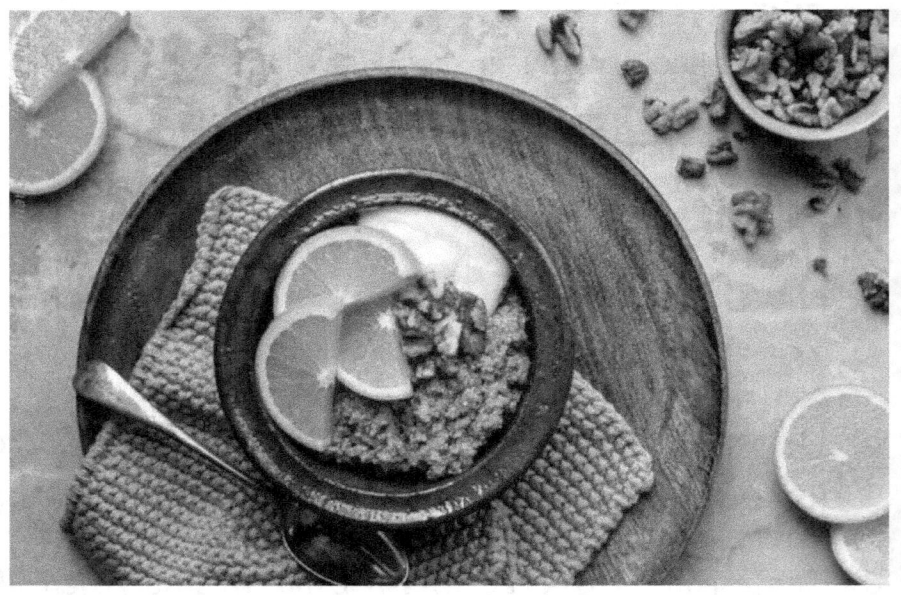

Naredi: 5

SESTAVINE:
- ½ skodelice pekanov
- ½ skodelice mandljev
- ¼ skodelice sončničnih semen
- ¼ skodelice chia semen
- ¼ skodelice nesladkanih kokosovih kosmičev
- 4 skodelice nesladkanega mandljevo mleko
- ½ čajne žličke cimeta v prahu
- ¼ čajne žličke ingverja v prahu
- 1 čajna žlička stevije v prahu
- 1 žlica mandljevega masla

NAVODILA:
a) zmešajte v kuhinjskem robotu .
b) V ponev dodajte mešanico oreščkov, chia semena, kokosove kosmiče, mandljevo mleko, začimbe in stevio ter rahlo zavrite ; dušimo 20 minut.
c) Postrezite s kančkom mandljevega masla .

18. Cimetova kvinoja z breskvami

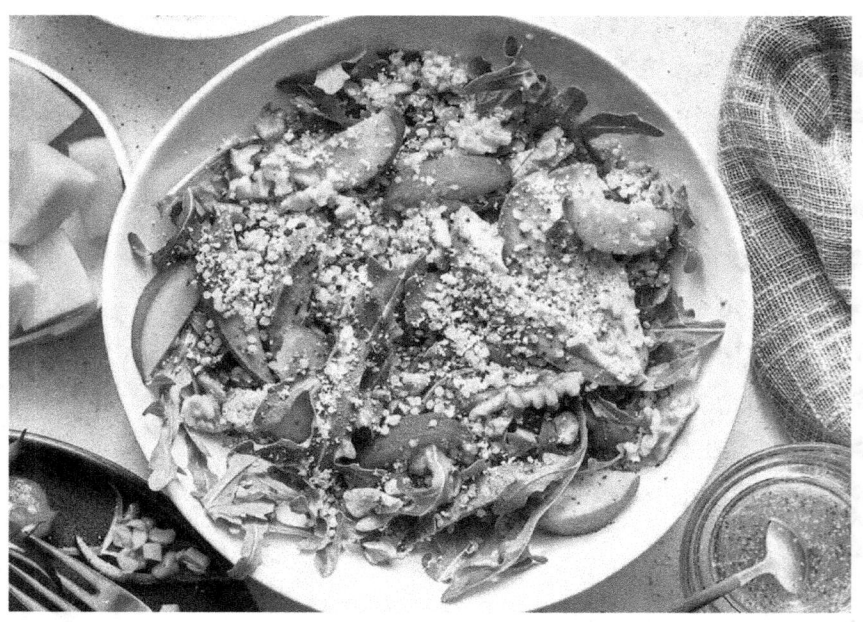

Naredi: 6

SESTAVINE:
- Sprej za kuhanje
- 2 ½ skodelice vode
- ½ čajne žličke mletega cimeta
- 1½ skodelice pol-pol brez maščobe
- 1 skodelica nekuhane kvinoje, oprane, odcejene
- ¼ skodelice sladkorja
- 1½ čajne žličke vanilijevega ekstrakta
- 2 skodelici zamrznjenih, nesladkanih rezin breskev
- ¼ skodelice sesekljanih pekanov, suho praženih

NAVODILA:
a) štedilnik premažite s pršilom za kuhanje.
b) Napolnite z vodo in kuhajte kvinojo in cimet 2 uri na nizki temperaturi.
c) V ločeni skledi zmešajte pol-pol, sladkor in vanilijevo esenco.
d) Kvinojo nadevamo v sklede.
e) Na vrh dodamo breskve, nato mešanico pol-pol in breskve.

19. Kvinojina kaša

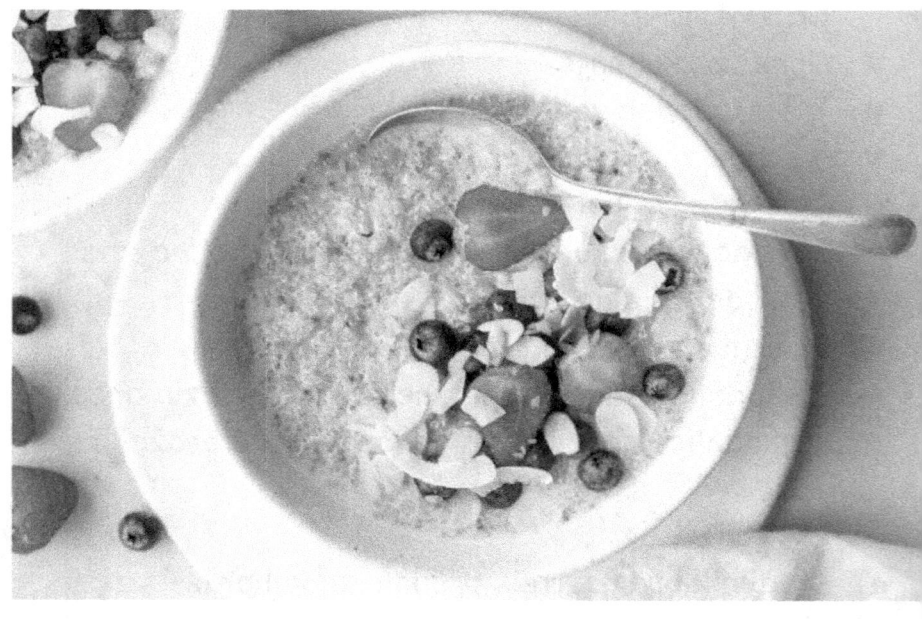

Naredi: 1

SESTAVINE:
- 2 skodelici vode
- ½ čajne žličke bio vanilijevega ekstrakta
- ½ skodelice kokosovega mleka
- 1 skodelica nekuhane rdeče kvinoje, oprane in odcejene
- ¼ čajne žličke sveže limonine lupinice, drobno naribane
- 10-12 kapljic tekoče stevije
- 1 čajna žlička mletega cimeta
- ½ čajne žličke mletega ingverja
- ½ čajne žličke mletega muškatnega oreščka
- Ščepec mletih nageljnovih žbic
- 2 žlici sesekljanih mandljev

NAVODILA:
a) V ponvi zmešajte kvinojo, vodo in vanilijev ekstrakt ter zavrite.
b) Zmanjšajte ogenj in pustite vreti približno 15 minut.
c) Dodajte kokosovo mleko, limonino lupinico, stevijo in začimbe v ponev s kvinojo in premešajte.
d) Kvinojo odstavimo z ognja in jo takoj pretlačimo z vilicami.
e) Mešanico kvinoje enakomerno razdelite med servirne sklede.
f) Postrezite z okrasom iz sesekljanih mandljev.

20. Zdravilni čaj

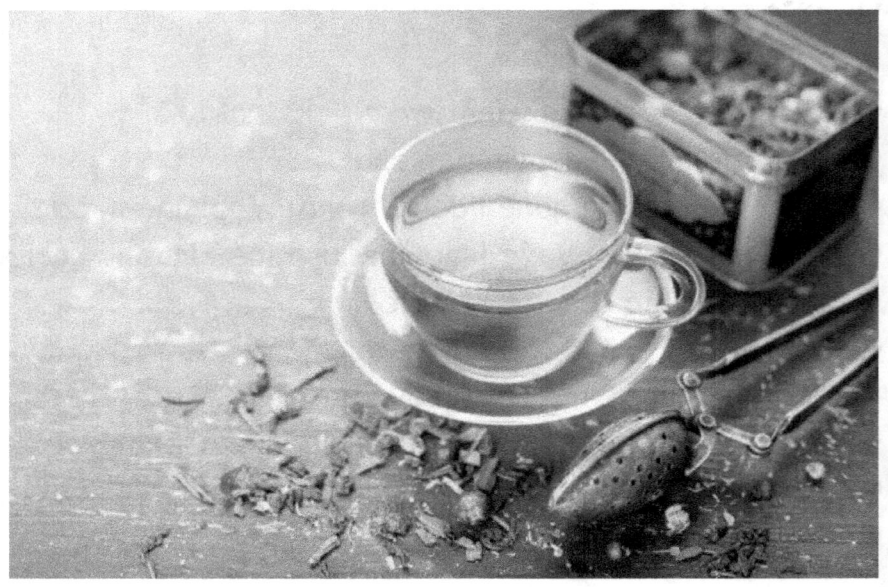

Naredi: 2 obroka

SESTAVINE:
- 10 unč vode
- 3 cele nageljne
- 4 celi zeleni stroki kardamoma, nadrobljeni
- 4 cela zrna črnega popra
- ½ palčke cimeta
- ¼ čajne žličke črnega čaja
- ½ skodelice sojinega mleka
- 2 rezini sveže korenine ingverja

NAVODILA:
a) Zavremo vodo, nato dodamo začimbe.
b) Pokrijte in kuhajte 20 minut, preden dodate črni čaj.
c) Po nekaj minutah dodajte sojino mleko in ponovno zavrite.
d) Precedite in osladite z medom.

21. Voda iz artičok

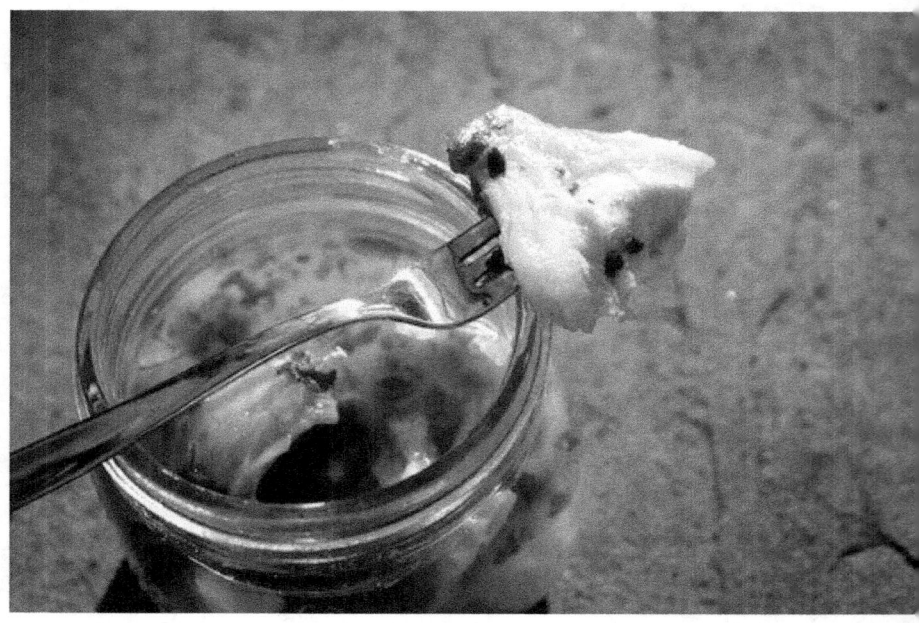

Naredi: 2 obroka

SESTAVINE:
- 2 artičoki, stebla odrežite in obrežite

NAVODILA:
a) Velik lonec vode zavrite.
b) Dodajte artičoke in pustite vreti 30 minut.
c) Odstranite artičoke in jih odložite za pozneje.
d) Pustite, da se voda ohladi, preden jo popijete.

22. Zlato mandljevo in kurkumino mleko

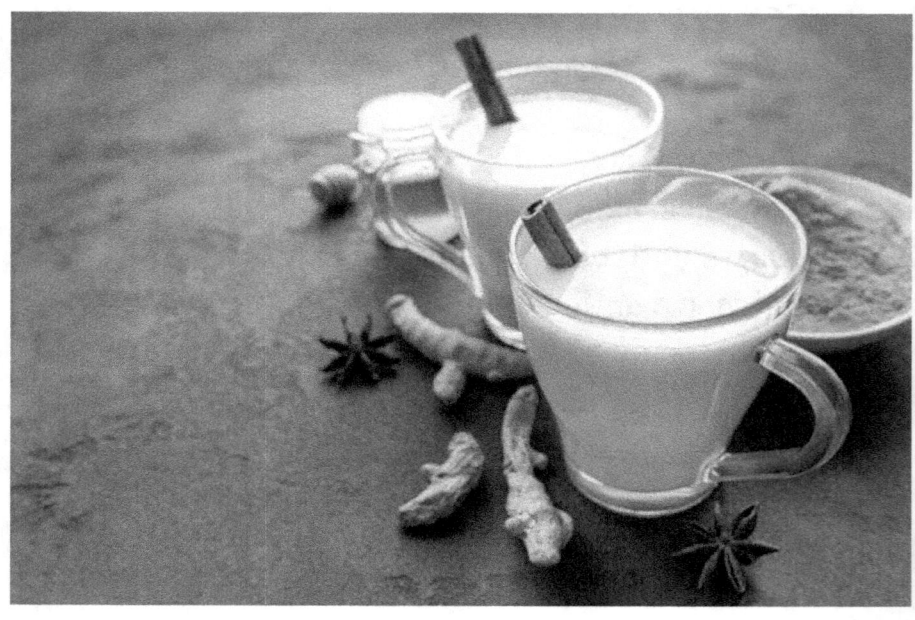

Naredi: 2 obroka

SESTAVINE:
- $\frac{1}{8}$ čajne žličke kurkume
- $\frac{1}{4}$ skodelice vode
- 8 unč mandljevega mleka
- 2 žlici surovega mandljevega olja
- Med po okusu

NAVODILA:
a) Kurkumo kuhajte v vodi 8 minut.
b) Mandljevo mleko in mandljevo olje zavremo.
c) Odstavite z ognja takoj, ko začne vreti.
d) Zmešajte obe mešanici.
e) Sladkajte z medom.

PREDJEDI IN PRIGRIZKI

23. Ugrizi bamije in kumare

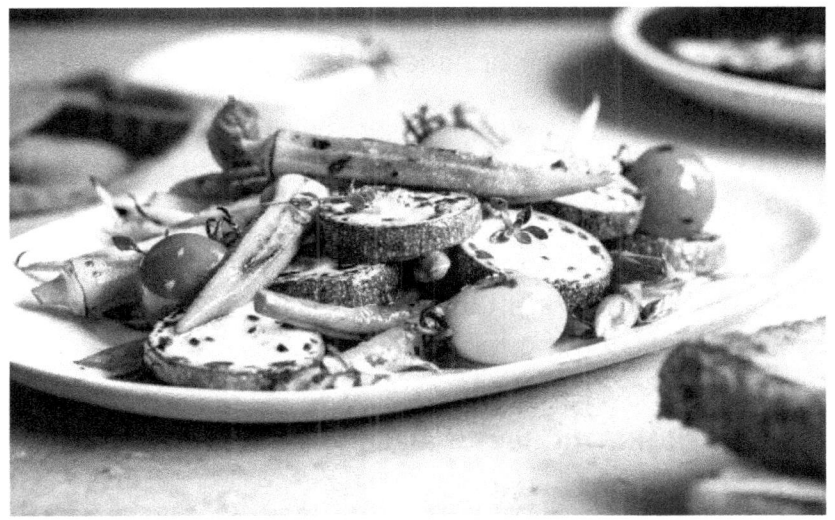

Naredi: 4

SESTAVINE:
- 1½ funta bamije, oprane, oluščene in narezane po dolžini
- 1 kumara, narezana na rezine
- 1 čajna žlička rdečega čilija v prahu
- ½ čajne žličke tople začimbne mešanice
- 1 čajna žlička suhega manga v prahu
- 3 ½ žlice čičerikine moke
- 2 skodelici rastlinskega olja
- 1 čajna žlička začimbne mešanice Chaat
- Namizna sol, po okusu

NAVODILA:
a) V skledi zmešajte rdeči čili v prahu, mešanico začimb in suh mango v prahu.
b) S to mešanico potresemo okra.
c) Po vrhu okre razporedite čičerikino moko.
d) Temeljito premešajte, da je vsak kos rahlo in enakomerno prevlečen.
e) V globoki ponvi segrejte rastlinsko olje na 370 °, dokler se ne začne kaditi.
f) Dodajte okra v serijah in globoko pražite 4 minute ali dokler dobro ne porjavi.
g) Odstranite z žlico z režami in odcedite na papirnati brisači
h) Z mešanico začimb potresemo okra in kumare.
i) Vse skupaj premešamo in posolimo.

24. Sladki krompir s tamarindo

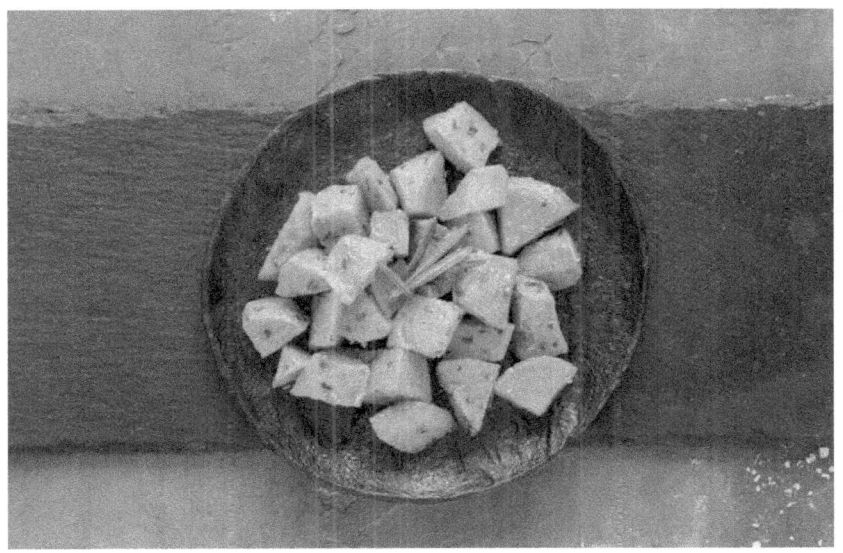

Naredi: 4

SESTAVINE:
- 1 žlica svežega limoninega soka
- 4 sladki krompirji, olupljeni in narezani na kocke
- $\frac{1}{4}$ čajne žličke črne soli
- $1\frac{1}{2}$ žlice tamarind čatnija
- $\frac{1}{2}$ čajne žličke semen kumine, praženih in grobo pretlačenih

NAVODILA:
a) Sladki krompir kuhajte 7 minut v slani vodi, dokler se vilice ne zmehčajo.
b) Odcedimo in postavimo na stran, da se ohladi.
c) Vse sestavine zmešajte v skledi za mešanje in nežno premešajte.
d) Postrezite v skledah z zobotrebci, zapičenimi v kocke narezanega sladkega krompirja.

25. Mandljeve ploščice

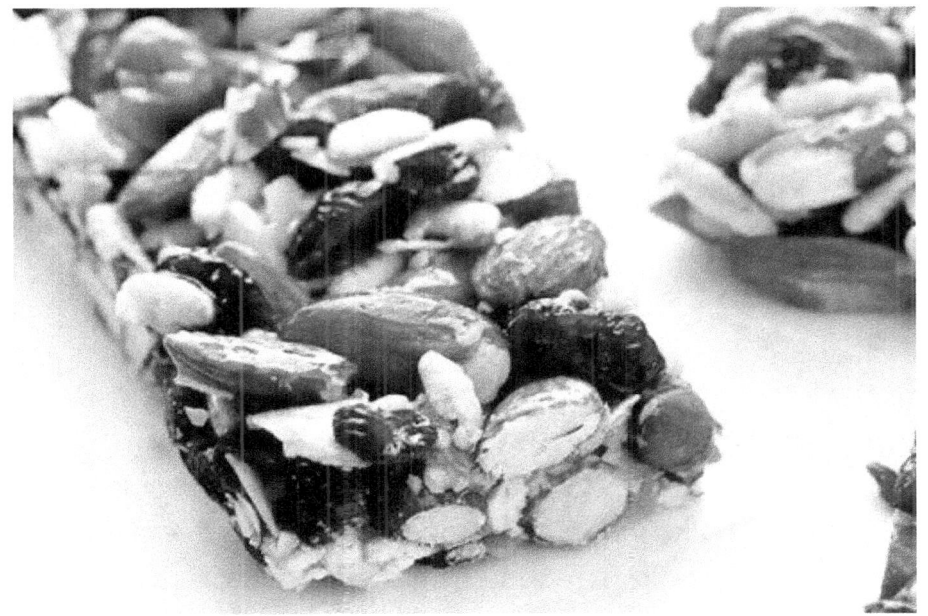

Naredi: 4 palice

SESTAVINE:
- 1½ skodelice mandljev
- 3 zmenki
- 5 namočenih marelic
- 1 čajna žlička cimeta
- ½ skodelice naribanega kokosa
- 1 ščepec kardamoma
- 1 ščepec ingverja

NAVODILA:
a) V kuhinjskem robotu zmeljemo mandlje v fino moko.
b) Dodajte kokos in začimbe ter ponovno premešajte.
c) Zmešajte datlje in marelice, dokler se dobro ne povežejo.
d) Narežemo na pravokotne palice.

26. Polnjene hruške s figami

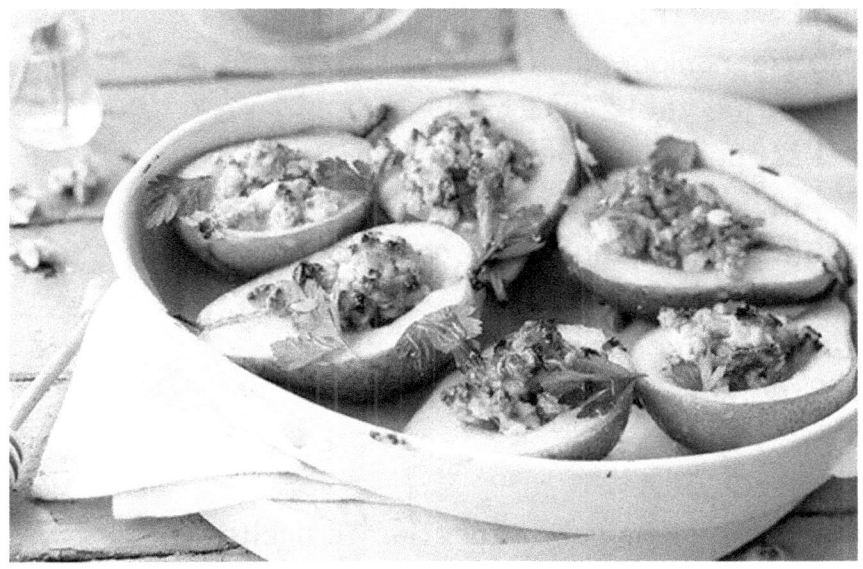

Naredi: 2 porciji

SESTAVINE:
- 5 fig, namočenih
- ½ čajne žličke cimeta
- 1 ščepec muškatnega oreščka
- ½ skodelice vode za namakanje fig
- 1 kos svežega ingverja, nariban
- 1 hruška
- ¼ skodelice orehov
- 2 žlički limoninega soka

NAVODILA:
a) V kuhinjskem robotu pretlačite orehe.
b) Dodajte fige in ponovno premešajte.
c) Mešajte preostale sestavine, dokler se dobro ne povežejo.
d) Hruško narežemo in zmes razporedimo po vrhu.

27. Začimbne kroglice

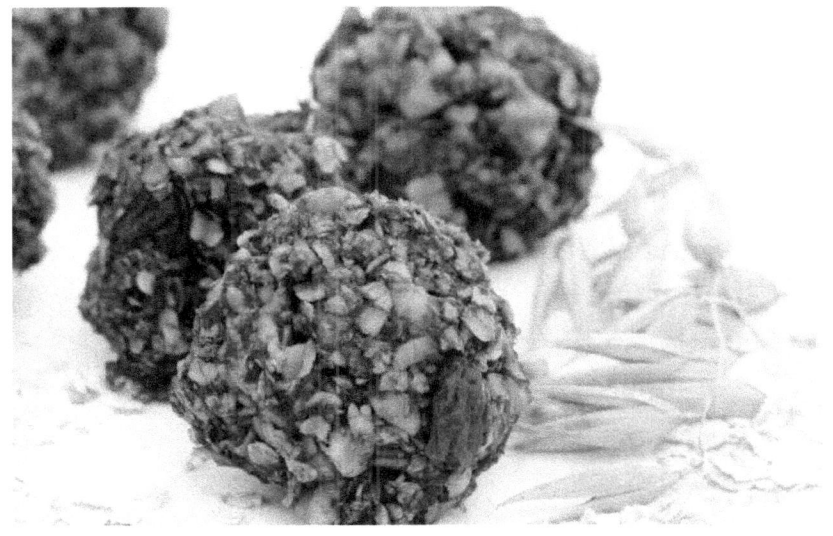

Naredi: 10-15 kroglic

SESTAVINE:
- 2 žlički mletih nageljnovih žbic
- 1½ skodelice sončničnih semen
- ¼ skodelice kokosovega olja, stopljenega
- 2 žlici cimeta
- 1 majhna skodelica mandljev
- 1¾ skodelice namočenih rozin
- ½ skodelice bučnih semen
- 2 žlički mletega ingverja
- ščepec soli

NAVODILA:
a) V kuhinjskem robotu zdrobite mandlje, sončnična semena in bučna semena.
b) Po dodajanju začimb in soli ponovno obdelajte.
c) Vmešajte topel stopljeni kokos in rozine, dokler se dobro ne združita.
d) Stisnite v kroglice in ohladite.

28. Prigrizek iz zelene

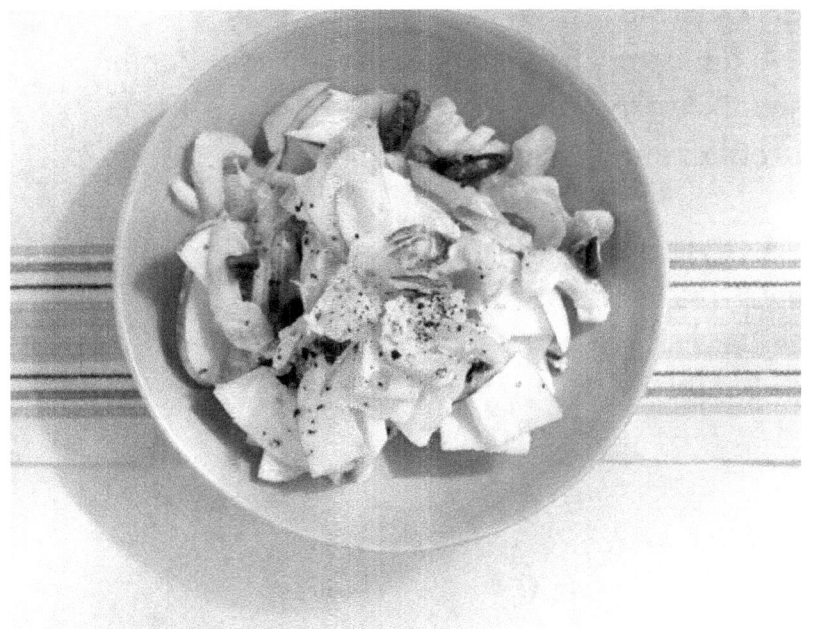

Naredi: 1 porcijo

SESTAVINE:
- ¼ skodelice orehov, namočenih in sesekljanih
- 1 jabolko, narezano na grižljaj
- 1 steblo zelene, narezano na grižljaj

NAVODILA:
a) Zmešajte vse sestavine.

29. Spirulina kroglice

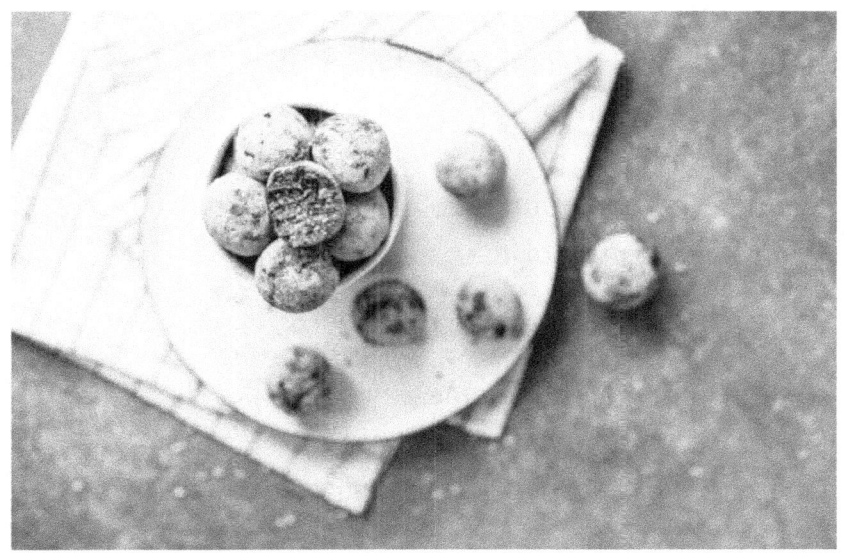

Naredi: 10-15 kroglic

SESTAVINE:
- naribana limonina lupinica 2 limon
- 3 skodelice lešnikov
- 1 žlica spiruline v prahu
- 1½ skodelice namočenih rozin
- 2 žlici kokosovega olja

NAVODILA:
a) V kuhinjskem robotu zmeljemo lešnike do finega mleta.
b) Dodamo rozine in jih še enkrat obdelamo.
c) Dodajte kokosovo olje, limonino lupinico in spirulino v prahu.
d) Zvaljajte v kroglice v velikosti grižljaja.

30. P , P in P prigrizek

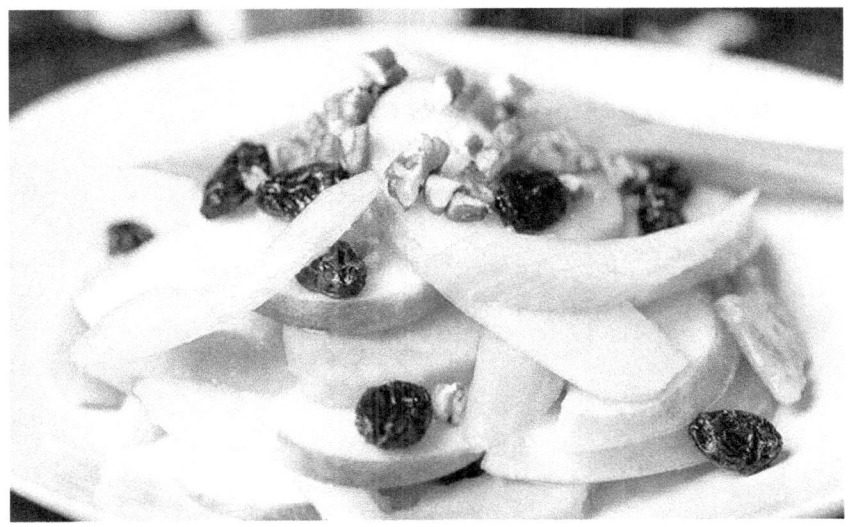

Naredi: 1 porcijo

SESTAVINE:
- ¼ sesekljane papaje
- ¼ skodelice pekanov, narezanih
- 1 hruška, narezana

NAVODILA:
a) Vse sestavine stresite v skledo.

31. Čebulni krekerji

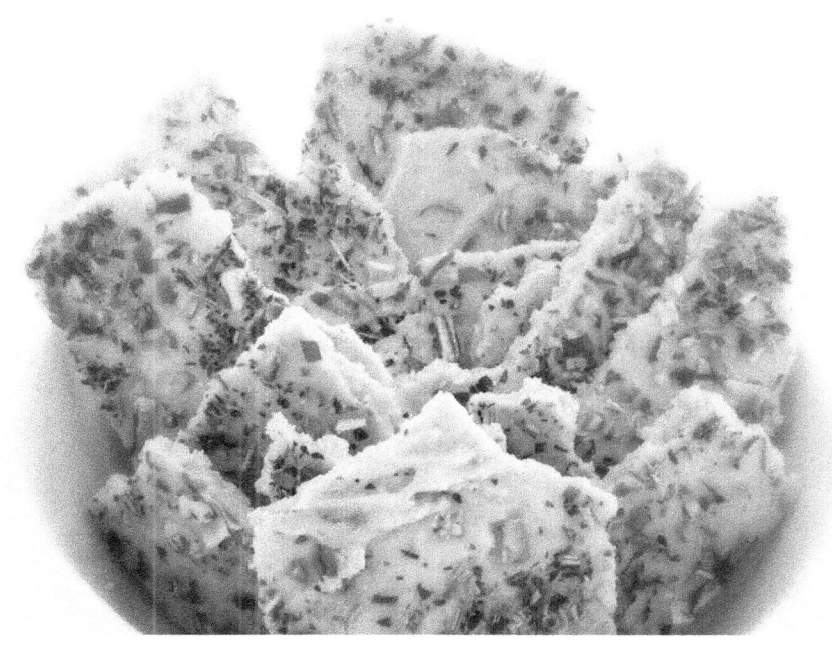

Naredi: 3 porcije

SESTAVINE:
- 1½ skodelice bučnih semen
- 1 rdeča čebula, narezana na majhne kocke
- ½ skodelice lanenega semena, namočenega v 1 skodelici vode 4 ure

NAVODILA:
a) V kuhinjskem robotu zdrobite bučna semena, dokler niso drobno sesekljana.
b) Zmešajte lan in rdečo čebulo.
c) Razporedite v tanki in enakomerni plasti na pergamentni papir.
d) Dehidrirajte 10 ur, obrnite po 5 urah.
e) Narežemo na kose velikosti krekerja.

32. iz rumene cvetače , paprike

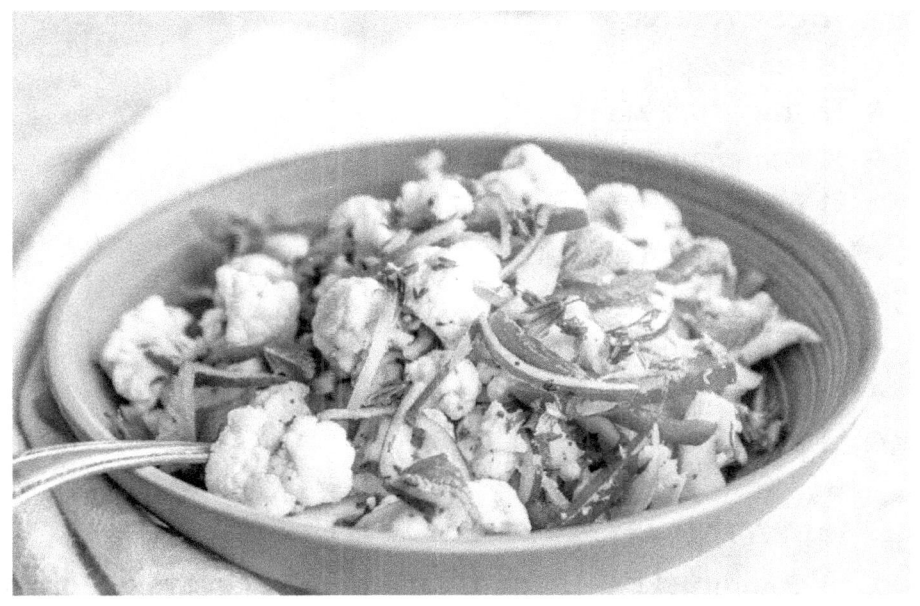

Naredi: 2 porciji

SESTAVINE:
- ščepec soli
- 2 žlici curryja
- 1 rumena paprika
- 1 glava cvetače, narezana na cvetove
- 1 žlica olivnega olja
- 2 žlički limetinega soka
- $1\frac{1}{4}$ unč poganjkov graha
- $\frac{3}{4}$ skodelice sončničnih semen
- 1 avokado

NAVODILA:
a) V kuhinjskem robotu pretlačite cvetove cvetače, dokler niso drobno sesekljani.
b) Dodajte limetin sok, sol, olivno olje in curry ter obdelujte, dokler se dobro ne premeša.
c) Postavite v skledo.
d) Papriko narežemo na krhlje in jo zmešamo s cvetačo, grahovimi poganjki in sončničnimi jedrci.
e) Postrezite z rezinami avokada.

33. Začinjena pokovka na štedilniku

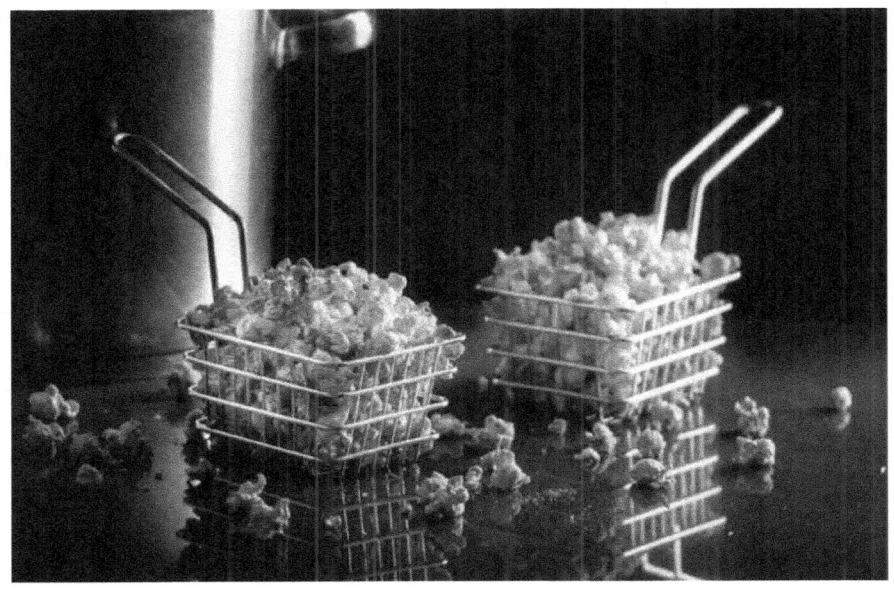

Naredi: 10 obrokov

SESTAVINE:
- 1 žlica olja
- 1 čajna žlička garam masala
- ½ skodelice nekuhanih jedrc pokovke
- 1 čajna žlička grobe morske soli

NAVODILA:
a) V globoki, težki ponvi na srednjem ognju segrejte olje.
b) Vmešajte zrna pokovke.
c) S pokrito posodo dušimo 7 minut.
d) Ugasnite ogenj in pustite pokovko 3 minute stati pod pokrovom.
e) Po okusu dodajte sol in masalo.

34. Masala Papad

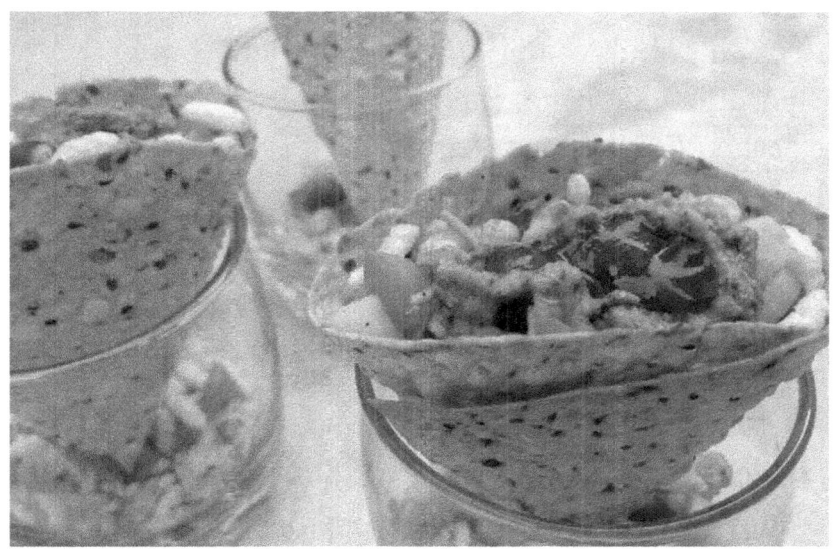

Naredi: 6-10 oblatov

SESTAVINE:
- 1 rdeča čebula, olupljena in nasekljana
- 2 paradižnika, narezana na kocke
- 1 čajna žlička Chaat Masala
- 1 paket papada, kupljenega v trgovini
- 1 zelen tajski čili, odstranjenim pecljem, na drobno narezan
- Rdeči čili v prahu ali cayenne, po okusu
- 2 žlici olja

NAVODILA:
a) S kleščami segrevajte eno papad naenkrat na kuhalni plošči.
b) Papade položite na pladenj.
c) Vsako blazinico rahlo premažite z oljem.
d) V skledi zmešajte čebulo, paradižnik in čili.
e) Na vsako papad položite 2 žlici čebulne mešanice.
f) Vsak papad potresemo s čaat masalo in rdečim čilijem v prahu.

35. Praženi oreščki masala

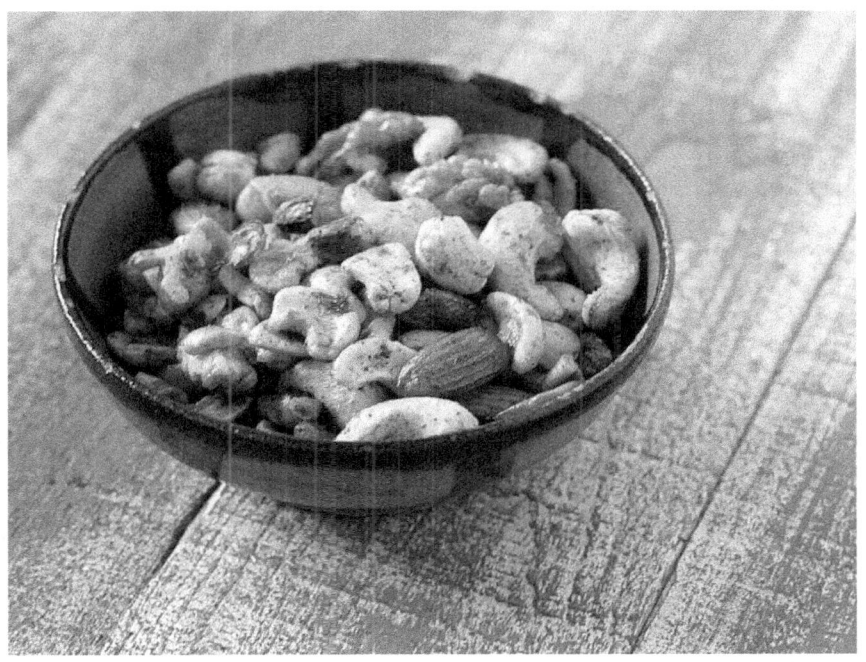

Naredi: 4 porcije

SESTAVINE:
- 2 skodelici surovih mandljev
- 1 žlica garam masale
- 2 skodelici surovih indijskih oreščkov
- 1 čajna žlička grobe morske soli
- $\frac{1}{4}$ skodelice zlatih rozin
- 1 žlica olja

NAVODILA:
a) Pečico segrejte na 425 °F z rešetko za pečico v zgornjem položaju.
b) V veliki skledi za mešanje zmešajte vse sestavine razen rozin in jih premešajte, dokler niso oreščki enakomerno prekriti.
c) Zmes z oreščki položite na pripravljen pekač v eni plasti.
d) Pečemo 10 minut, na polovici nežno premešamo.
e) Po dodajanju rozin pustite, da se mešanica ohladi vsaj 20 minut.

36. S čajem začinjeni praženi mandlji in indijski oreščki

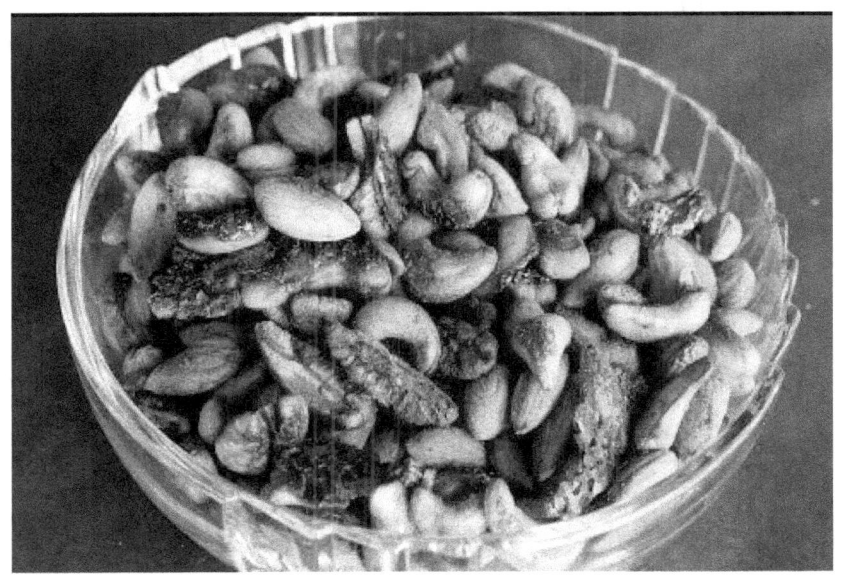

Naredi: 4 porcije

SESTAVINE:
- 2 skodelici surovih mandljev
- ½ čajne žličke grobe morske soli
- 1 žlica Chai Masala
- 2 skodelici surovih indijskih oreščkov
- 1 žlica jaggeryja ali rjavega sladkorja
- 1 žlica olja

NAVODILA:
a) Pečico segrejte na 425 °F z rešetko za pečico v zgornjem položaju.
b) Zmešajte vse sestavine v skledi za mešanje.
c) Zmes z oreščki položite na pripravljen pekač v eni plasti.
d) Pečemo 10 minut, na polovici premešamo.
e) Odstavimo za 20 minut, da se ohladi.

37. Začinjeni čičerikini poperji

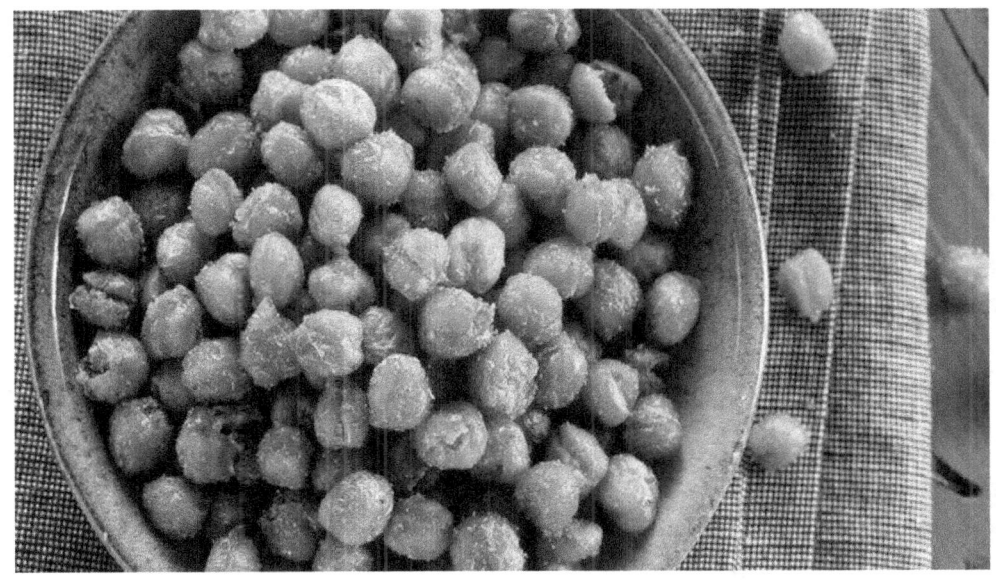

Naredi: 4 porcije

SESTAVINE:
- 2 žlici olja
- 1 žlica garam masale
- 2 žlički grobe morske soli
- 4 skodelice kuhane čičerike, oprane in odcejene
- 1 čajna žlička rdečega čilija v prahu

NAVODILA:
a) Pečico segrejte na 425 °F z rešetko za pečico v zgornjem položaju.
b) V posodi za mešanje nežno zmešajte vse sestavine.
c) Začinjeno čičeriko v eni plasti položimo na pekač.
d) Pečemo 15 minut.
e) Nežno premešamo, da se čičerika enakomerno skuha, in kuhamo še 10 minut.
f) Odstavimo za 15 minut, da se ohladi.
g) Začinite z rdečim čilijem v prahu, kajenskim poprom ali papriko.

38. Pečeni zelenjavni kvadratki

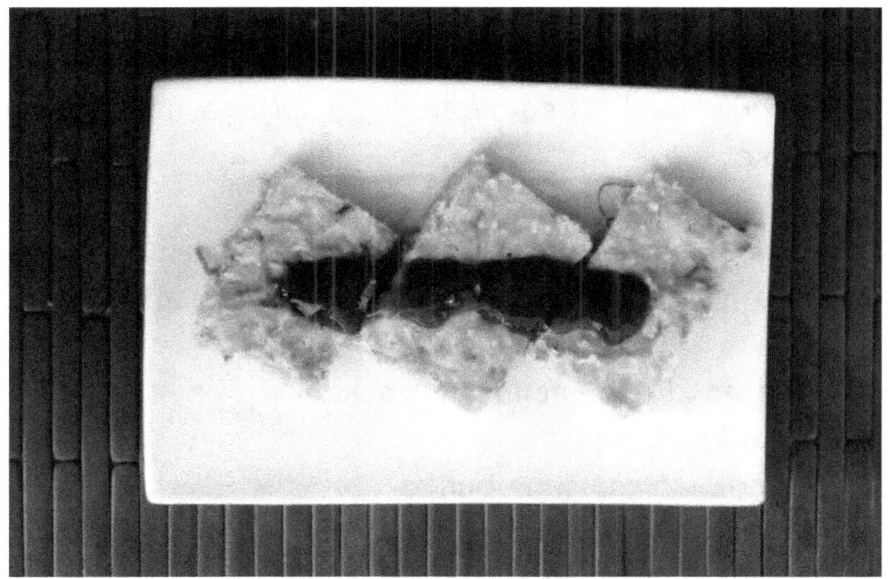

Naredi: 25 kvadratov

SESTAVINE:
- 1 skodelica naribane cvetače
- ½ rumene ali rdeče čebule, olupljene in narezane na kocke
- 2 skodelici naribanega belega zelja
- 1 kos ingverjeve korenine, olupljen in nariban ali zmlet
- 1 čajna žlička rdečega čilija v prahu ali kajenskega lista
- ¼ čajne žličke pecilnega praška
- ¼ skodelice olja
- 1 skodelica naribane bučke
- 4 zeleni tajski, serrano ali kajenski čili, sesekljani
- ¼ skodelice mletega svežega cilantra
- ½ krompirja, olupljenega in naribanega
- 3 skodelice gramov moke
- ½ paketa 12 unč svilenega tofuja
- 1 žlica grobe morske soli
- 1 čajna žlička kurkume v prahu

NAVODILA:
a) Pečico segrejte na 350 stopinj Fahrenheita.
b) Segrejte kvadratni pekač.

c) V posodi za mešanje zmešajte zelje, cvetačo, bučke, krompir, čebulo, ingverjevo korenino, čili in koriander.
d) Počasi vmešajte gramsko moko, dokler ni dobro združena.

e) Tofu zmešajte v kuhinjskem robotu do gladkega.
f) Zelenjavni mešanici dodajte zmešan tofu, sol, kurkumo, rdeči čili v prahu, pecilni prašek in olje. Zmešajte.
g) Zmes vlijemo v pripravljen pekač.
h) Pečemo 50 minut.
i) Pustite, da se ohladi 10 minut, preden ga razrežete na kvadratke.
j) Postrezite s svojim najljubšim čatnijem.

39. Začinjene polpete iz sladkega krompirja

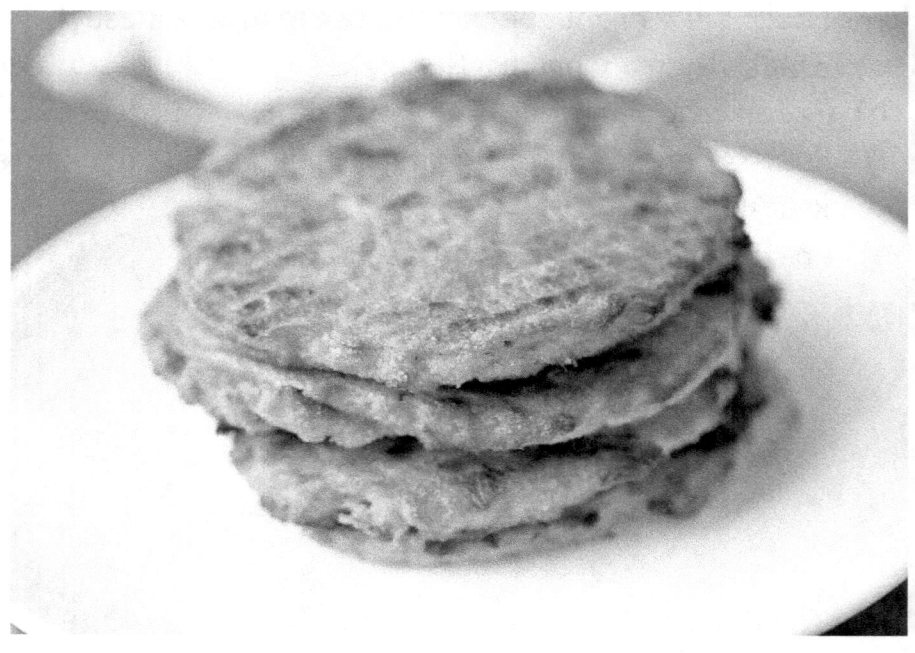

Naredi: 10 polpetov

SESTAVINE:
- ½ skodelice gramov moke
- 1 sladki krompir, olupljen in narezan na kocke
- ½ rumene ali rdeče čebule, olupljene in na drobno narezane
- 1 žlica limoninega soka
- Sesekljan svež peteršilj ali cilantro za okras
- 1 čajna žlička kurkume v prahu
- 1 čajna žlička mletega koriandra
- 1 čajna žlička garam masala
- 3 žlice olja, razdeljeno
- 1 kos ingverjeve korenine, olupljen in nariban ali zmlet
- 1 čajna žlička kuminovih semen
- 1 čajna žlička rdečega čilija v prahu ali kajenskega lista
- 1 skodelica graha, svežega ali zamrznjenega
- 1 zeleni tajski, serrano ali kajenski čili, sesekljan
- 1 čajna žlička grobe morske soli

NAVODILA:
a) Krompir kuhajte na pari 7 minut ali dokler se ne zmehča.
b) Nežno ga razdrobite s tlačilko za krompir.
c) V plitvi ponvi na zmernem ognju segrejte 2 žlici olja.
d) Dodajte kumino in kuhajte 30 sekund ali dokler ne zacvrči.

e) Dodajte čebulo, ingverjevo korenino, kurkumo, koriander, garam masalo in rdeči čili v prahu.
f) Kuhajte še 3 minute, oziroma do mehkega.
g) Pustite, da se mešanica ohladi.
h) Ko se mešanica ohladi, jo dodajte h krompirju, skupaj z grahom, zelenim čilijem, soljo, gramsko moko in limoninim sokom.
i) Temeljito premešajte z rokami.
j) Zmes oblikujemo v polpete in jih položimo na pekač.
k) V močni ponvi na zmernem ognju segrejte preostalo 1 žlico olja.
l) Polpete kuhajte v serijah 3 minute na vsako stran.
m) Postrezite, okrašeno s svežim peteršiljem ali cilantrom.

GLAVNA JED: ZELENJAVA

40. Začinjen tofu in paradižnik

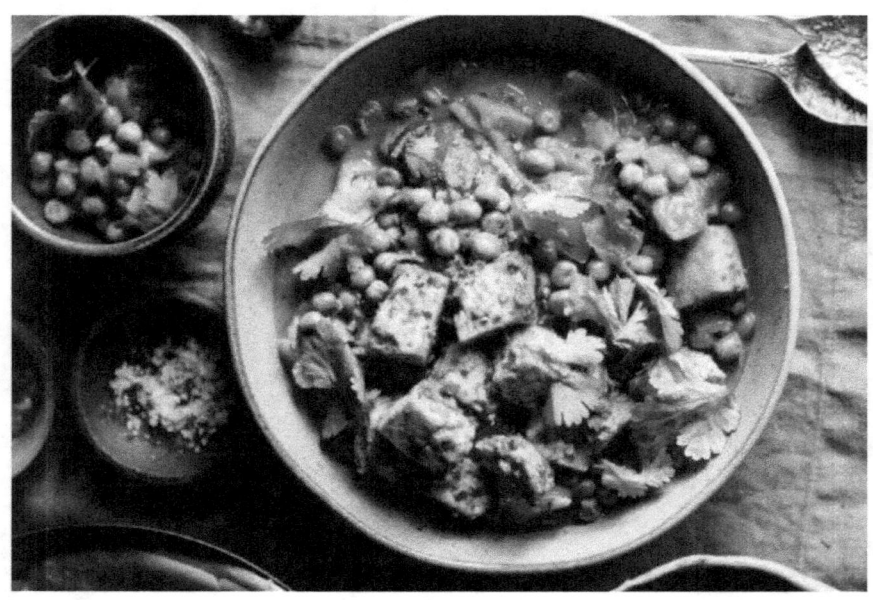

Naredi: 4 porcije

SESTAVINE:
- 2 žlici olja
- 1 žlica kuminovih semen
- 1 čajna žlička kurkume v prahu
- 1 rdeča ali rumena čebula, olupljena in nasekljana
- 1 kos ingverjeve korenine, olupljen in nariban ali zmlet
- 6 strokov česna, olupljenih in naribanih ali mletih
- 2 paradižnika, olupljena in narezana
- 4 zeleni tajski, serrano ali kajenski čili, sesekljani
- 1 žlica paradižnikove paste
- Dva paketa po 14 unč zelo čvrstega organskega tofuja, pečenega in narezanega na kocke
- 1 žlica garam masale
- 1 žlica posušenih listov piskavice, rahlo zdrobljenih z roko, da sprostijo svoj okus
- 1 skodelica vode
- 2 žlički grobe morske soli
- 1 čajna žlička rdečega čilija v prahu ali kajenskega lista
- 2 zeleni papriki, brez semen in narezani na kocke

NAVODILA:
a) V močni ponvi na zmernem ognju segrejte olje.
b) Dodajte kumino in kurkumo.
c) Kuhajte 30 sekund ali dokler semena ne zacvrčijo.
d) Dodajte čebulo, ingverjevo korenino in česen.

e) Med občasnim mešanjem kuhajte 2 do 3 minute ali dokler rahlo ne porjavi.
f) Dodajte paradižnik, čili, paradižnikovo pasto, garam masalo, triplat, vodo, sol in rdeči čili v prahu.
g) Odkrito dušite 8 minut.
h) Po dodajanju paprike kuhajte še 2 minuti.
i) Nežno vmešajte tofu.
j) Kuhajte še 2 minuti ali dokler se popolnoma ne segreje.

41. Krompirjeva kaša iz kumine

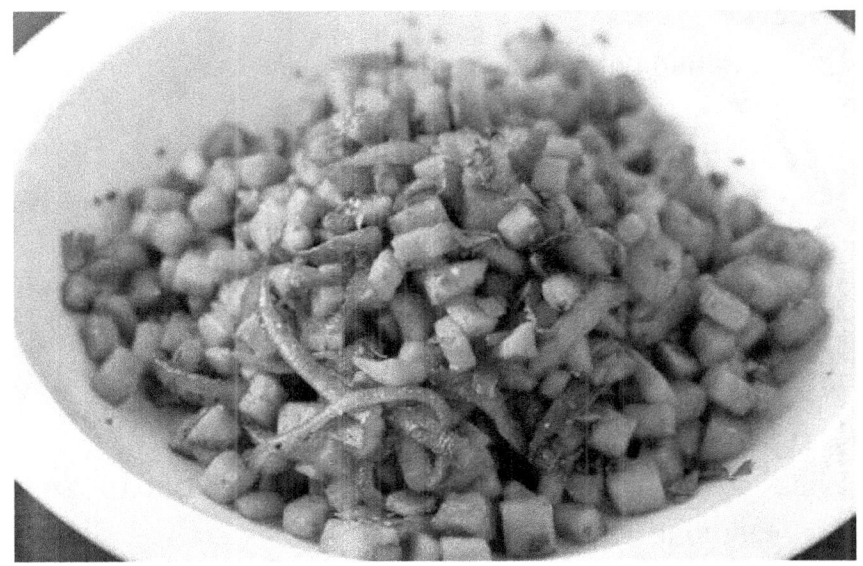

Naredi: 4 porcije

SESTAVINE:
- 1 žlica kuminovih semen
- 1 žlica olja
- ½ čajne žličke manga v prahu
- 1 zelen tajski, serrano ali kajenski čili, odstranjenim steblom, narezan na tanke rezine
- ¼ skodelice mletega svežega cilantra
- 1 čebula, olupljena in narezana na kocke
- ½ čajne žličke asafetide
- ½ čajne žličke kurkume v prahu
- 1 kos ingverjeve korenine, olupljen in nariban ali zmlet
- Sok ½ limone
- 3 kuhani krompirji, olupljeni in narezani na kocke
- 1 čajna žlička grobe morske soli

NAVODILA:
a) V globoki, težki ponvi na srednjem ognju segrejte olje.
b) Dodajte kumino, asafetido, kurkumo in mango v prahu.
c) Kuhajte 30 sekund ali dokler semena ne zacvrčijo.
d) Dodajte čebulo in ingverjevo korenino ter kuhajte še eno minuto in nenehno mešajte, da se ne prime.
e) Dodamo krompir in sol.
f) Kuhamo toliko časa, da se krompir dodobra segreje.
g) Okrasite s čilijem, cilantrom in limoninim sokom na vrhu.
h) Postrezite z roti ali naan ali zvito v besan poora ali dosa.

42. Krompirjeva kaša z gorčičnim semenom

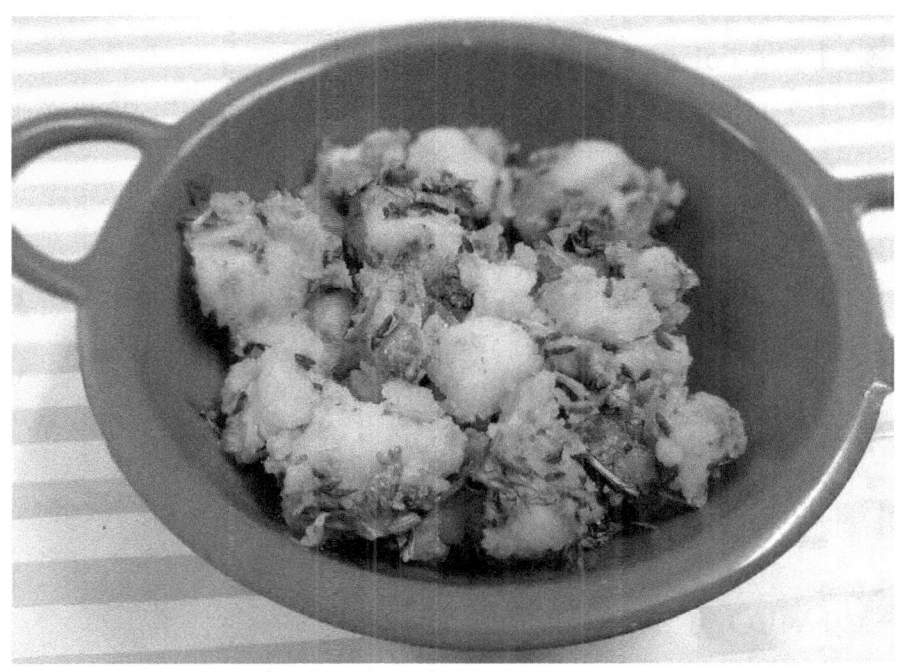

Naredi: 4 porcije

SESTAVINE:
- 1 žlica olja
- 1 rumena ali rdeča čebula, olupljena in narezana na kocke
- 3 kuhani krompirji, olupljeni in narezani na kocke
- 1 čajna žlička kurkume v prahu
- 1 zelen tajski, serrano ali kajenski čili, odstranjenim steblom, narezan na tanke rezine
- 1 čajna žlička črnih gorčičnih semen
- 1 žlica split gram, namočeno v vreli vodi
- 10 curryjevih listov, grobo narezanih
- 1 čajna žlička grobe bele soli

NAVODILA:
a) V globoki, težki ponvi na srednjem ognju segrejte olje.
b) Dodajte kurkumo, gorčico, curryjeve liste in odcejen mlet gram.
c) Kuhajte 30 sekund in nenehno mešajte, da se ne sprime.
d) Primešamo čebulo.
e) Kuhajte 2 minuti ali dokler rahlo ne porjavi.
f) Dodamo krompir, sol in čili.
g) Kuhajte še 2 minuti.
h) Postrezite z roti ali naan ali zvito v besan poora ali dosa.

43. Zdravilni grah in Belo zelje

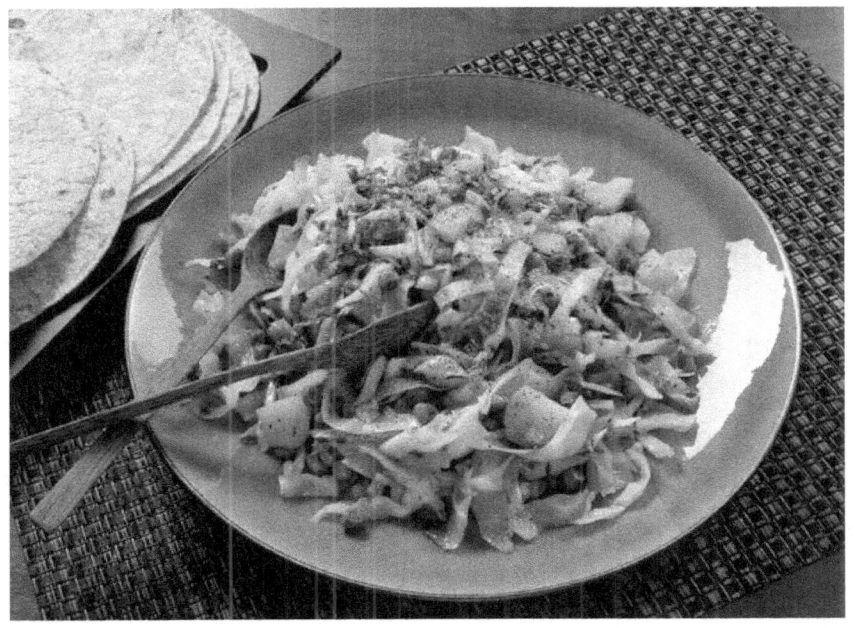

Naredi: 7 skodelic

SESTAVINE:
- 1 žlica kuminovih semen
- 1 čajna žlička kurkume v prahu
- 1 skodelica graha, svežega ali zamrznjenega
- 1 krompir, olupljen in narezan na kocke
- 1 čajna žlička mletega koriandra
- 1 čajna žlička mlete kumine
- ½ rumene ali rdeče čebule, olupljene in narezane na kocke
- 3 žlice olja
- 1 kos ingverjeve korenine, olupljen in nariban ali zmlet
- 6 strokov česna, olupljenih in mletih
- 1 glava belega zelja, drobno narezana
- ½ čajne žličke rdečega čilija v prahu ali kajenskega lista
- 1½ čajne žličke morske soli
- 1 zeleni tajski, serrano ali kajenski čili, steblo odstranjeno, sesekljano
- 1 čajna žlička mletega črnega popra

NAVODILA:
a) Vse sestavine združite in kuhajte 4 ure.

44. Zelje z gorčičnimi semeni in kokosom

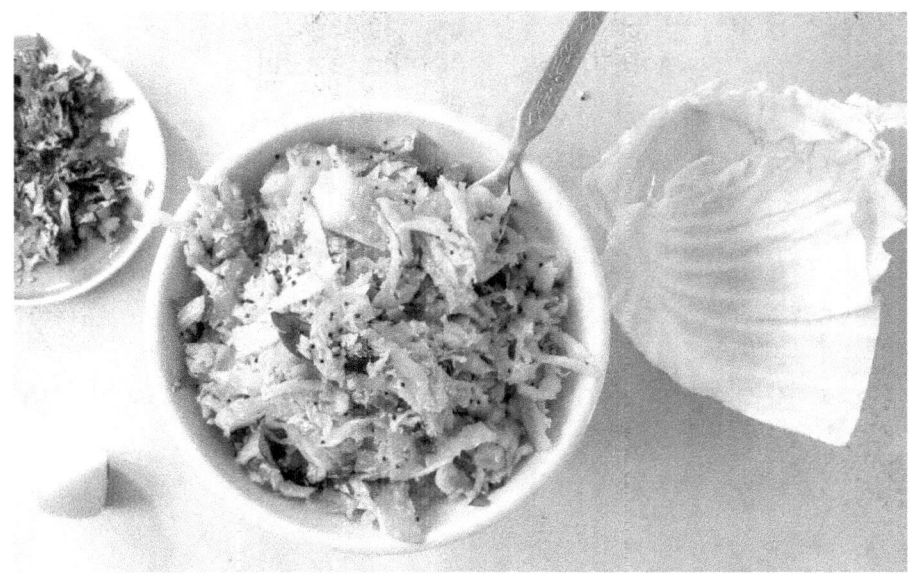

Naredi: 6 obrokov

SESTAVINE:
- 12 curryjevih listov, grobo narezanih
- 1 čajna žlička grobe morske soli
- 2 žlici cele, olupljene črne leče, namočene v vreli vodi
- 2 žlici kokosovega olja
- 2 žlici nesladkanega naribanega kokosa
- 1 glava belega zelja, sesekljana
- ½ čajne žličke asafetide
- 1 tajski, serrano ali kajenski čili, stebla odstranjena, narezana po dolžini
- 1 čajna žlička črnih gorčičnih semen

NAVODILA:
a) V globoki, težki ponvi na srednjem ognju segrejte olje.
b) Dodajte asafetido, gorčico, lečo, curryjeve liste in kokos.
c) Segrevajte 30 sekund ali dokler semena ne počijo.
d) Izogibajte se sežiganju curryjevih listov ali kokosa.
e) Ker lahko semena izpadejo, imejte pokrov blizu.
f) Dodamo zelje in sol.
g) Med pogostim mešanjem kuhamo 2 minuti, dokler zelje ne oveni.
h) Zmešajte čili.
i) Postrezite takoj, toplo ali hladno, z rotijem ali naanom.

45. Stročji fižol s krompirjem

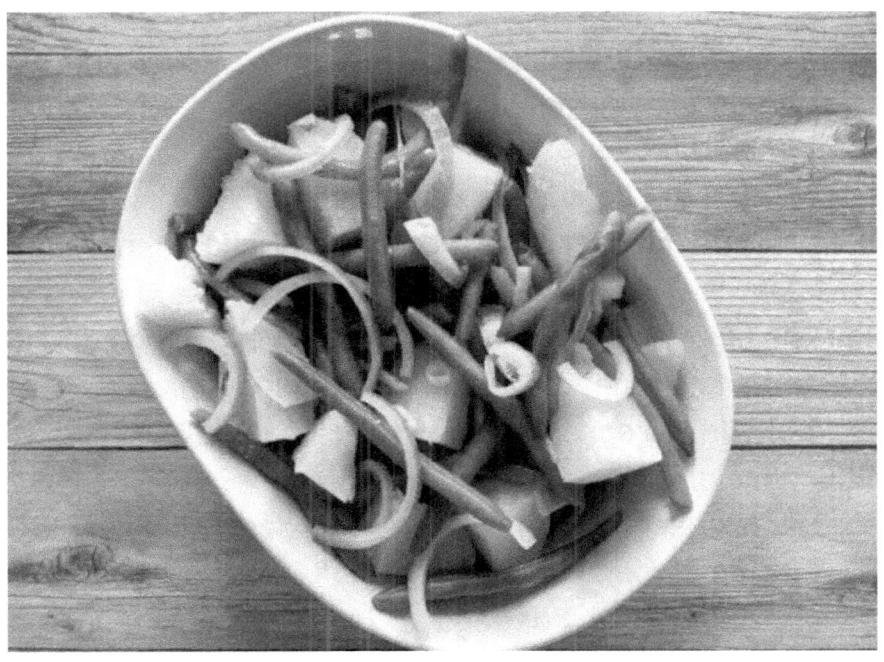

Naredi: 5 obrokov

SESTAVINE:
- 1 čajna žlička kuminovih semen
- 1 krompir, olupljen in narezan na kocke
- ¼ skodelice vode
- ½ čajne žličke kurkume v prahu
- 1 rdeča ali rumena čebula, olupljena in narezana na kocke
- 1 kos ingverjeve korenine, olupljen in nariban ali zmlet
- 3 stroki česna, olupljeni in naribani ali mleti
- 4 skodelice sesekljanega stročjega fižola
- 1 žlica olja
- 1 tajski, serrano ali kajenski čili, sesekljan
- 1 čajna žlička grobe morske soli
- 1 čajna žlička rdečega čilija v prahu ali kajenskega lista

NAVODILA:
a) V težki, globoki ponvi na srednjem ognju segrejte olje.
b) Dodajte kumino in kurkumo ter kuhajte 30 sekund ali dokler semena ne zacvrčijo.
c) Dodajte čebulo, ingverjevo korenino in česen.
d) Kuhajte 2 minuti ali dokler rahlo ne porjavi.
e) Dodamo krompir in ob stalnem mešanju kuhamo še 2 minuti.
f) Dodajte vodo, da se ne sprime.
g) Vmešamo stročji fižol.
h) Med občasnim mešanjem kuhajte 2 minuti.

i) Dodajte čili, sol in rdeči čili v prahu v skledo za mešanje.
j) Pokrito dušimo 15 minut, da se fižol in krompir zmehčata.

46. Jajčevci s krompirjem

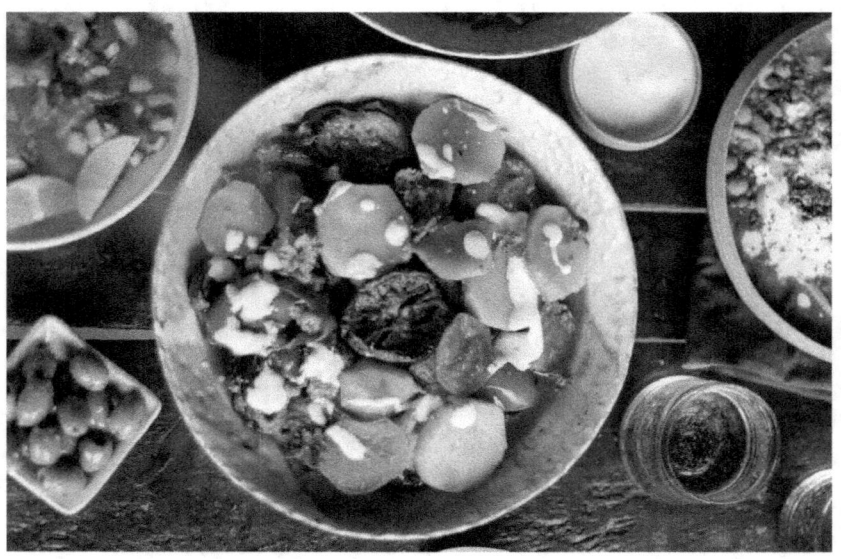

Naredi: 6 obrokov

SESTAVINE:
- 2 žlici olja
- ½ čajne žličke asafetide
- 2 žlički grobe morske soli
- 1 paradižnik, grobo narezan
- 4 jajčevci s kožo, grobo narezani, vključno z olesenelimi konicami
- 1 žlica mletega koriandra
- 2 nasekljana tajska, serrano ali kajenski čili
- 1 čajna žlička kuminovih semen
- ½ čajne žličke kurkume v prahu
- 1 kos ingverjeve korenine, olupljen in narezan na dolge vžigalice
- 4 stroki česna, olupljeni in grobo sesekljani
- 1 žlica garam masale
- 1 krompir, kuhan, olupljen in grobo narezan
- 1 čebula, olupljena in grobo narezana
- 1 čajna žlička rdečega čilija v prahu ali kajenskega lista
- 2 žlici sesekljanega svežega cilantra za okras

NAVODILA:
a) V globoki, težki ponvi na srednjem ognju segrejte olje.
b) Dodajte asafetido, kumino in kurkumo.
c) Kuhajte 30 sekund ali dokler semena ne zacvrčijo.
d) Dodajte ingverjevo korenino in česen.
e) Kuhajte še 2 minuti oziroma dokler čebula in čili rahlo ne porjavita.

f) Po dodajanju paradižnika kuhajte 2 minuti.
g) Primešamo jajčevce in krompir.
h) Dodajte sol, garam masalo, koriander in rdeči čili v prahu.
i) Dušimo še 10 minut.
j) Postrezite z rotijem ali naanom in okrasite s cilantrom.

47. Masala brstični ohrovt

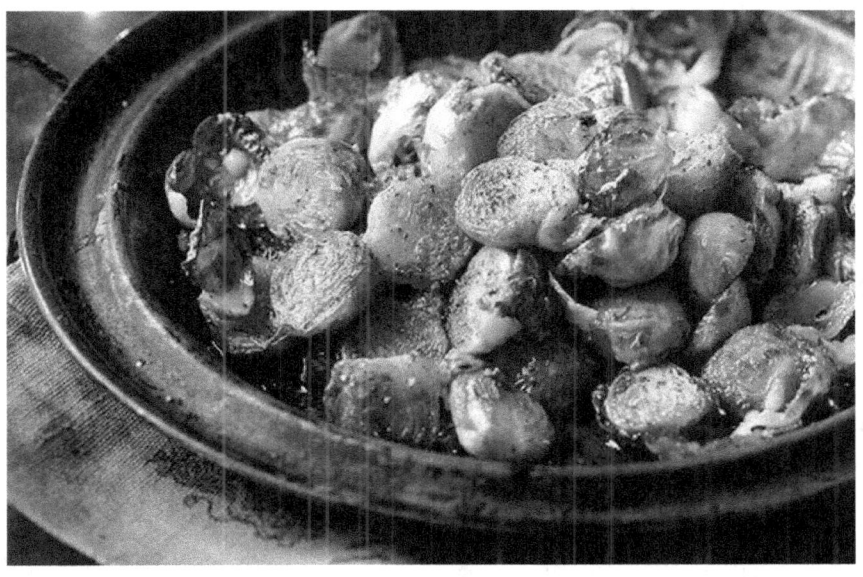

Naredi: 4 porcije

SESTAVINE:
- 1 žlica olja
- 1 čajna žlička kuminovih semen
- 2 skodelici Gila Masala
- 1 skodelica vode
- 4 žlice kreme iz indijskih oreščkov
- 4 skodelice brstičnega ohrovta, narezanega in prepolovljenega
- 2 nasekljana tajska, serrano ali kajenski čili
- 2 žlički grobe morske soli
- 1 čajna žlička garam masala
- 1 čajna žlička mletega koriandra
- 1 čajna žlička rdečega čilija v prahu ali kajenskega lista
- 2 žlici sesekljanega svežega cilantra za okras

NAVODILA:
a) V globoki, težki ponvi na srednjem ognju segrejte olje.
b) Dodajte kumino in kuhajte 30 sekund ali dokler semena ne zacvrčijo.
c) Dodajte zdravilno paradižnikovo jušno osnovo, vodo, kremo iz indijskih oreščkov, brstični ohrovt, čili, sol, garam masalo, koriander in rdeči čili v prahu.
d) Zavremo.
e) Dušimo 12 minut, da se brstični ohrovt zmehča.
f) Vrh s cilantrom.

48. grška cvetača

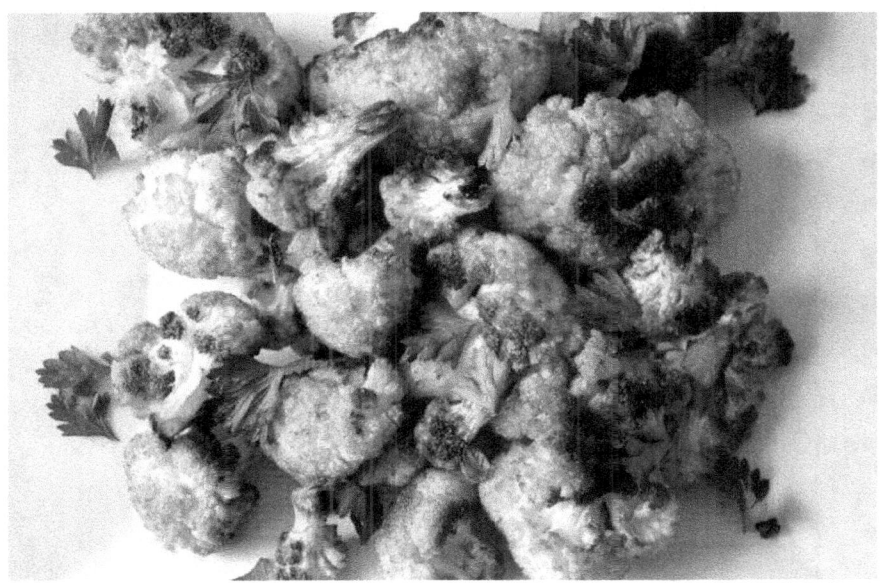

Naredi: 2

SESTAVINE:
- ½ glavice cvetače, narezane na grižljaje
- 2 paradižnika
- 1 kumara, narezana na kocke
- ½ rdeče paprike, narezane na kocke
- ½ šopka mete
- ½ šopka cilantra
- ½ šopka bazilike
- ¼ skodelice drobnjaka
- 10 črnih oliv brez koščic
- ½ škatle sončničnih poganjkov, približno 1,5 unč
- 1 žlica olivnega olja
- ½ žlice limetinega soka

NAVODILA:
a) Cvetačo pretlačite v kuhinjskem robotu, dokler ni podobna kuskusu.
b) Vse zmešajte v skledi za mešanje, vključno z olivami in sončničnimi kalčki.
c) Pokapljamo z oljem in kančkom limete, nato premešamo.

49. Kremne testenine iz bučk

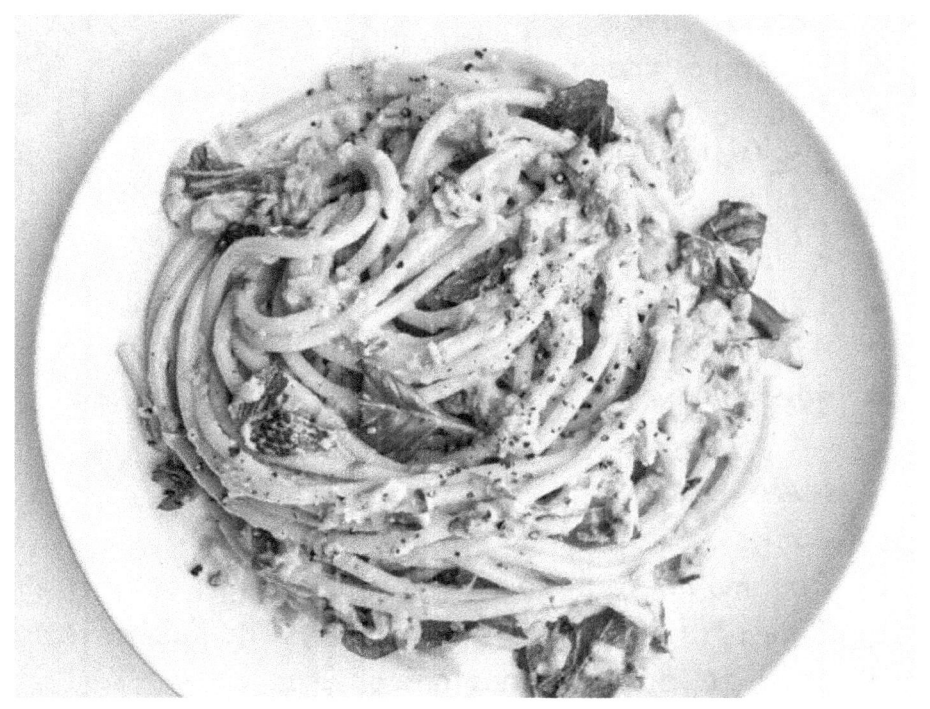

Naredi: 2

SESTAVINE:
- 1 unča kaljenega graha
- 1 bučka, julien

KREMASTA OMAKA:
- ½ skodelice pinjol, mletih
- 2 žlici olivnega olja
- 1 žlica limoninega soka
- 4 žlice vode
- ščepec soli

NAVODILA:
a) Bučke damo v skledo in jih posolimo.
b) Dodamo mlete pinjole.
c) Zmešajte olivno olje, limonin sok, vodo in ščepec soli.
d) Mešajte, dokler ne nastane omaka.
e) Omako porazdelimo po bučkah.
f) Na vrh položite poganjke graha.

50. Bučke z bučnim pestom

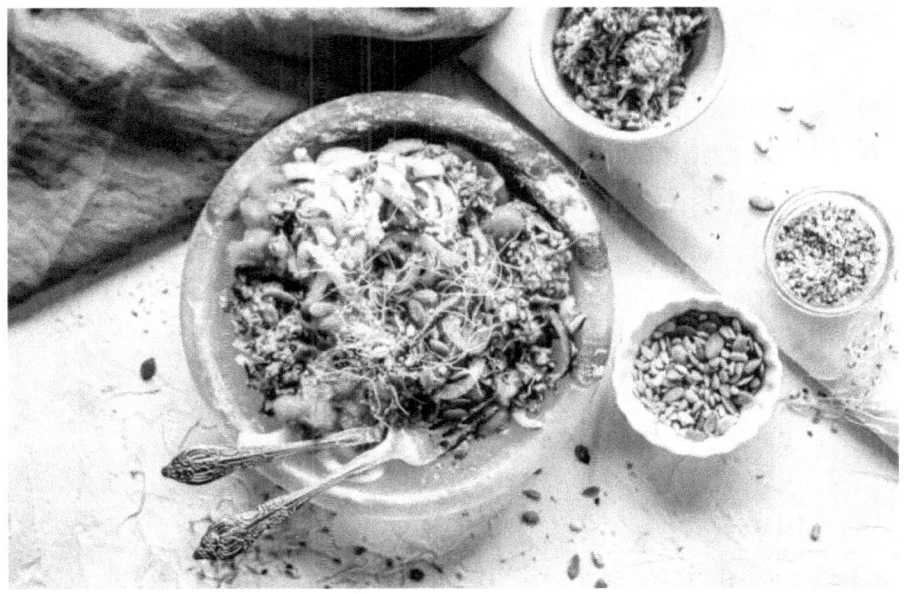

Naredi: 2-3 porcije

SESTAVINE:
BUČNI PESTO:
- ½ skodelice bučnih semen
- ⅜ skodelice oljčnega olja
- 1 žlica limoninega soka
- 1 ščepec soli
- 1 šopek bazilike

PRELIV:
- 7 črnih oliv
- 5 češnjevih paradižnikov

NAVODILA:
a) V kuhinjskem robotu zmešajte bučna semena v fino moko.
b) Zmešajte olivno olje, limonin sok in sol, dokler se dobro ne premešajo.
c) Vmešajte lističe bazilike.
d) V posodi za mešanje zmešajte bučke in pesto, nato pa jih prelijte z olivami in češnjevimi paradižniki.

51. Pilav iz dilenih bučk

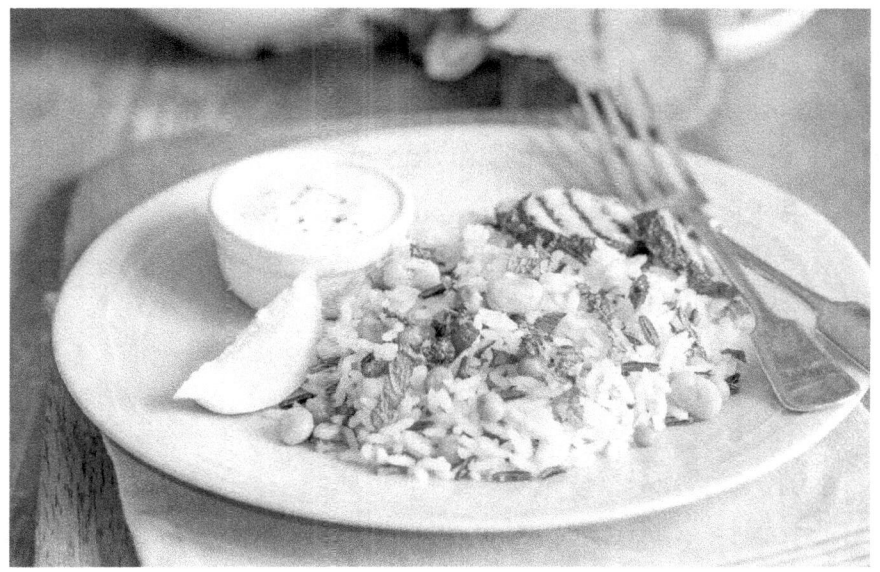

Naredi: 4-6

SESTAVINE:
- ¾ skodelice belega riža basmati, opranega in ožetega
- ¼ skodelice kvinoje, oprane in pretlačene
- ½ žlice drobno sesekljanega ingverja
- 2 skodelici naribanih bučk
- ½ skodelice sesekljanega kopra
- 3 žlice bio kokosovega olja
- 2 skodelici vode
- Sol po okusu

NAVODILA:
a) Stopite kokosovo olje in ingver pražite 15 sekund, da zadiši.
b) Dodajte riž in kvinojo ter mešajte 1 minuto.
c) Dodamo vodo, dobro premešamo in pustimo, da mešanica zavre. Dodamo naribano bučko in premešamo.
d) Pokrito dušimo 10-12 minut.
e) Dodajte koper in sol po okusu, nežno premešajte z vilicami.
f) Postrežemo toplo.

52. Kuskus Cremini Pilaf

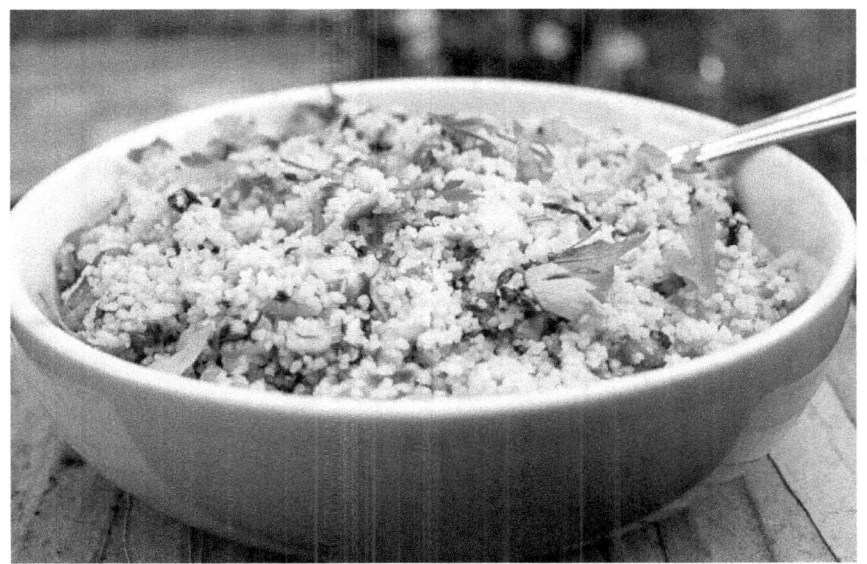

Naredi: 2

SESTAVINE:
- 3 žlice olivnega olja, razdeljeno
- 14 unč gob cremini, narezanih
- 1 majhna čebula, sesekljana
- 2 stebli zelene, sesekljani
- 1 srednje velik korenček, sesekljan
- ¼ skodelice belega vina
- 1 žlica pekoče omake
- ½ čajne žličke mletega koriandra
- ½ čajne žličke mlete kumine
- ½ čajne žličke čebule v prahu
- 1 skodelica suhega kuskusa
- 2 skodelici zelenjavne osnove
- ½ čajne žličke soli
- ¼ čajne žličke popra
- ¾ skodelice zamrznjenega graha
- 1 žlica svežega peteršilja, sesekljanega

NAVODILA:
a) V veliki ponvi segrejte 1 žlico oljčnega olja na srednje močnem ognju.
b) Dodajte narezane gobe in jih pražite, dokler ne začnejo rjaveti, približno 3 do 5 minut.
c) Odstranite iz ponve in postavite na stran.
d) V isto ponev dodamo preostalo olivno olje, sesekljano čebulo, zeleno in korenček.

e) Kuhajte 3 do 5 minut, dokler čebula ne postekleni in zelena ni mehka.
f) Dodajte koriander, kumino in čebulo v prahu ter primešajte belo vino.
g) Dodamo kuskus in zelenjavno osnovo, začinimo s soljo in poprom ter dobro premešamo.
h) Zmanjšajte ogenj in kuhajte približno 7 minut.
i) Dodamo pekočo omako in zamrznjen grah ter kuhamo še 3 minute.
j) Vmešajte gobe.
k) Okrasite s svežim peteršiljem in postrezite toplo.

53. Zdravilna rižota s šparglji

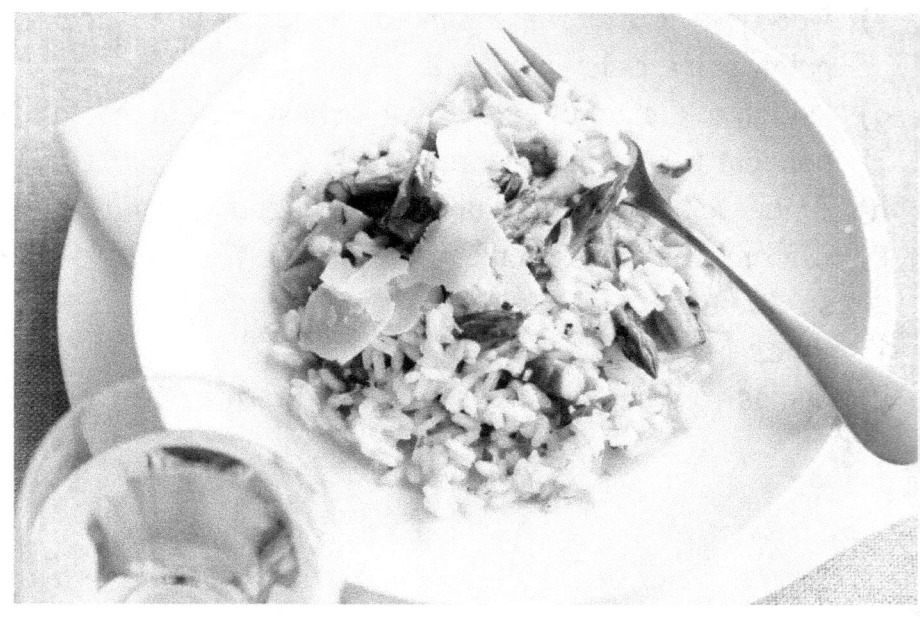

Naredi: 2

SESTAVINE:
- 1 čebula, narezana na kocke
- 3 stroki česna, narezani na kocke
- 1 korenček, nariban
- Zelenjavna zaloga
- 10 špargljev, narezanih
- 1 skodelica graha, svežega ali zamrznjenega
- 250 g riža arborio
- 1 žlica olivnega olja
- sol in poper po okusu
- sveža zelišča

NAVODILA:
a) V loncu zavrite zelenjavno juho.
b) V ponvi s širokim dnom na srednjem ognju segrejte nekaj oljčnega olja.
c) Naložimo špargljeve vršičke in jih rahlo pražimo 2 minuti.
d) Odstranite iz ponve, nato pa v isto ponev dodajte sesekljano čebulo in jo prepražite, da zlato porumeni in postekleni.
e) Dodamo česen in korenje, pražimo minuto ali dve, nato dodamo riž in koščke špargljev ter dobro premešamo.
f) Po minuti ali dveh prilijemo polovico zelenjavne osnove in pustimo, da riž vpije tekočino.
g) Postrgajte dno ponve za morebitne ostanke in dobro premešajte riž v tekočini.

h) Ogenj zmanjšajte in pustite, da rižota zavre in kuhamo.
i) Vsakih nekaj minut premešajte in po potrebi dodajte več tekočine.
j) Riž kuhamo še približno 10 minut, da je riž skoraj kuhan, nato vmešamo grah.
k) Svež grah potrebuje le nekaj minut za kuhanje.
l) Na tej točki je vaša rižota skoraj kuhana.
m) Po okusu začinimo s soljo, poprom in sesekljanimi svežimi zelišči.
n) Postrezite vroče in prelite z vršički špargljev, svežimi zelišči in nekaj kapljicami oljčnega olja.

54. Bulgur z bučno omako

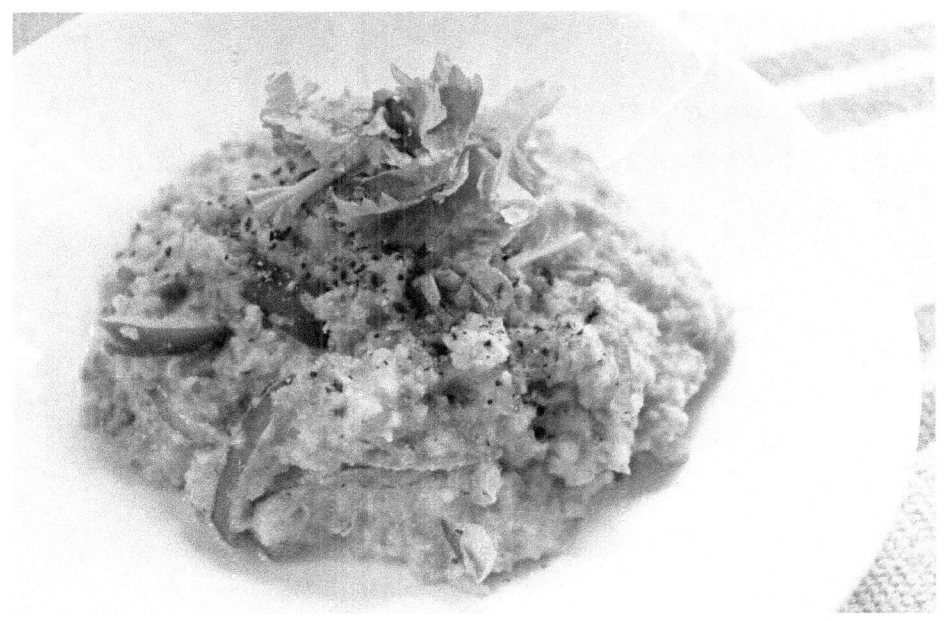

Naredi: 1 porcijo

SESTAVINE:
ZA BULGUR
- 1,5 skodelice namočenega bulgurja
- ¼ skodelice zelene paprike, narezane na tanke kocke
- ¼ skodelice sesekljanih listov zelene

ZA BUČNO OMAKO:
- ½ skodelice dušene buče
- 3 zvrhane čajne žličke krhko kuhanih ovsenih kosmičev
- 1 zvrhana žlica prehranskega kvasa
- 2 žlici kremnega veganskega tahinija
- 1,5 žlice limoninega soka
- ¼ čajne žličke soli

NAVODILA:
a) Vse sestavine za omako dajte v mešalnik ali kuhinjski robot.
b) Dodajte omako v bulgar in vmešajte papriko in liste zelene.
c) Na vrh potresemo sveže mlet črni poper.

GLAVNA JED: STROČNICE IN ŽITA

55. Ulična solata iz stročnic

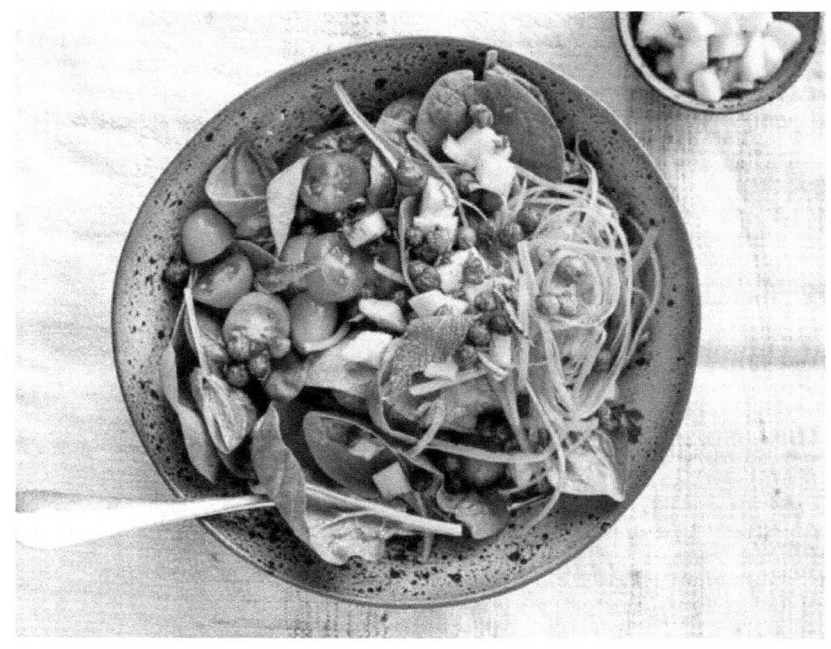

Naredi: 6 obrokov

SESTAVINE:
- 4 skodelice kuhanega fižola ali leče
- 1 rdeča čebula, olupljena in narezana na kocke
- 1 paradižnik, narezan na kocke
- 1 kumara, olupljena in narezana na kocke
- 1 daikon, olupljen in nariban
- 1 zeleni tajski, serrano ali kajenski čili, sesekljan
- ¼ skodelice mletega svežega cilantra
- Sok 1 limone
- 1 čajna žlička grobe morske soli
- ½ čajne žličke črne soli
- ½ čajne žličke Chaat Masala
- ½ čajne žličke rdečega čilija v prahu ali kajenskega lista
- 1 čajna žlička sveže bele kurkume, olupljene in naribane

NAVODILA:
a) V globoki skledi zmešajte vse sestavine.

56. Masala fižol in zelenjava

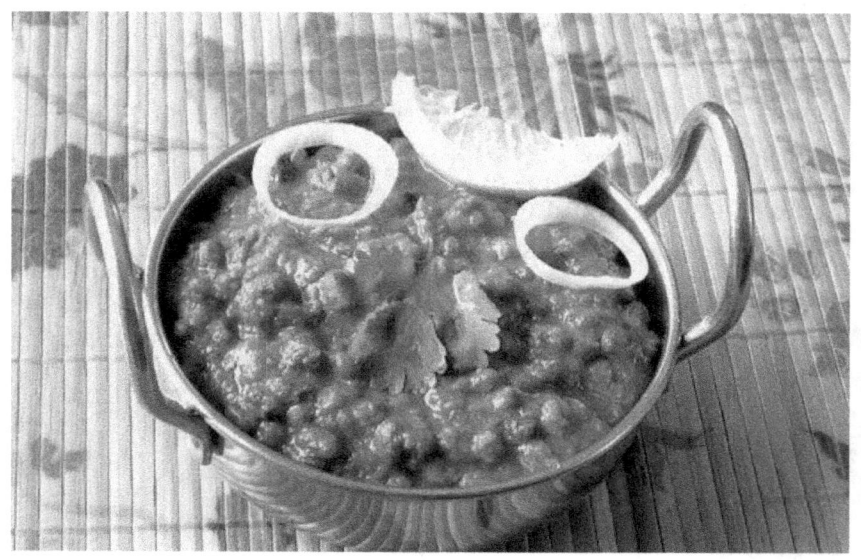

Naredi: 5 obrokov

SESTAVINE:
- 1 skodelica Gia Masala
- 1 skodelica sesekljane zelenjave
- 2 nasekljana tajska, serrano ali kajenski čili
- 1 čajna žlička garam masala
- 1 čajna žlička mletega koriandra
- 1 čajna žlička pražene mlete kumine
- ½ čajne žličke rdečega čilija v prahu ali kajenskega lista
- 1½ čajne žličke grobe morske soli
- 2 skodelici vode
- 2 skodelici kuhanega fižola
- 1 žlica sesekljanega svežega cilantra za okras

NAVODILA:
a) Gila Masala segrevajte v veliki, težki ponvi na zmernem ognju, dokler ne začne brbotati.
b) Dodajte zelenjavo, čili, garam masalo, koriander, kumino, rdeči čili v prahu, sol in vodo.
c) Kuhamo 20 minut, oziroma dokler se zelenjava ne zmehča.
d) Dodajte fižol.
e) Postrezite okrašeno s cilantrom.

57. iz celega fižola s kokosom

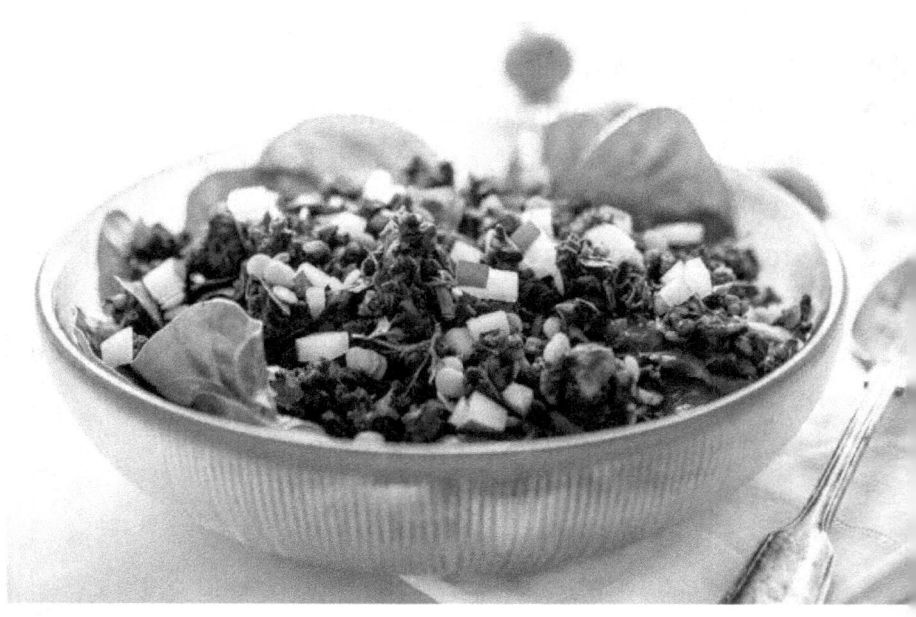

Naredi: 4 porcije

SESTAVINE:
- 2 žlici kokosovega olja
- ½ čajne žličke asafetide
- 1 čajna žlička črnih gorčičnih semen
- 10-12 curryjevih listov, grobo narezanih
- 2 žlici nesladkanega naribanega kokosa
- 4 skodelice kuhanega fižola
- 1 čajna žlička grobe morske soli
- 1 tajski, serrano ali kajenski čili,

NAVODILA:
a) V globoki, težki ponvi na srednjem ognju segrejte olje.
b) Dodajte asafetido, gorčico, curryjeve liste in kokos.
c) Segrevajte 30 sekund ali dokler semena ne počijo.
d) Dodajte fižol, sol in čili.
e) Postrezite po temeljitem mešanju.

58. Kari fižol ali leča

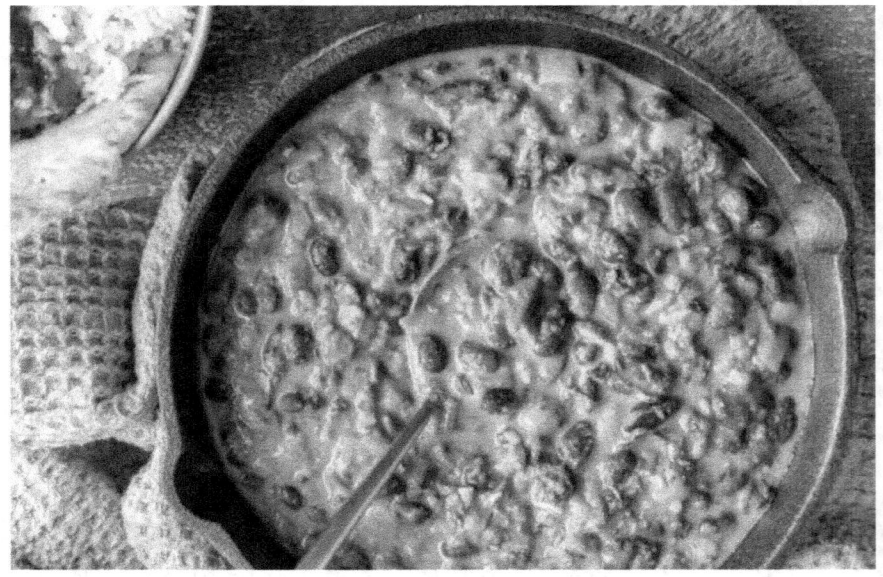

Naredi: 5 obrokov

SESTAVINE:
- 2 žlici olja
- ½ čajne žličke asafetide
- 2 žlički kuminovih semen
- ½ čajne žličke kurkume v prahu
- 1 cimetova palčka
- 1 list kasije
- ½ rumene ali rdeče čebule, olupljene in nasekljane
- 1 kos ingverjeve korenine, olupljen in nariban ali zmlet
- 4 stroki česna, olupljeni in naribani ali mleti
- 2 paradižnika, olupljena in narezana na kocke
- 2-4 zeleni tajski, serrano ali kajenski čili, sesekljani
- 4 skodelice kuhanega fižola ali leče
- 4 skodelice vode
- 1½ čajne žličke grobe morske soli
- 1 čajna žlička rdečega čilija v prahu ali kajenskega lista
- 2 žlici sesekljanega svežega cilantra za okras

NAVODILA:
a) V težki ponvi na srednjem ognju segrejte olje.
b) Dodajte asafetido, kumino, kurkumo, cimet in list kasije ter kuhajte 30 sekund ali dokler semena ne zacvrčijo.
c) Dodajte čebulo in kuhajte 3 minute ali dokler rahlo ne porjavi.
d) Dodajte ingverjevo korenino in česen.

e) Kuhajte še 2 minuti.
f) Dodajte paradižnik in zeleni čili.
g) Dušimo 5 minut, oziroma dokler se paradižnik ne zmehča.
h) Po dodajanju fižola ali leče kuhajte še 2 minuti.
i) Dodajte vodo, sol in rdeči čili v prahu.
j) Zavremo vodo.
k) Dušimo 10 do 15 minut.
l) Postrezite okrašeno s cilantrom.

59. Leča s curryjevimi listi

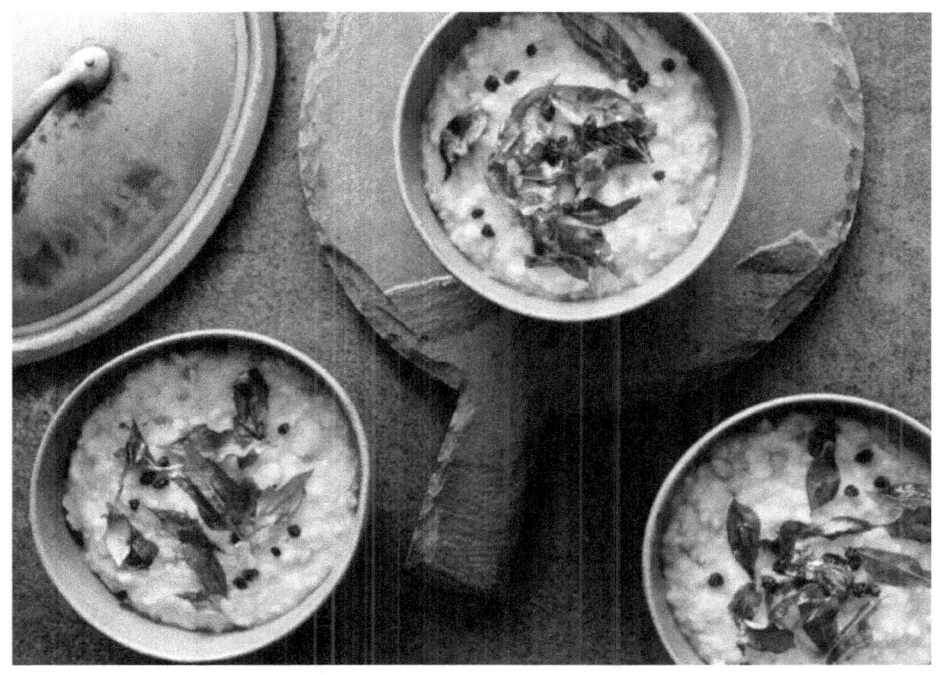

Naredi: 6 obrokov

SESTAVINE:
- 2 žlici kokosovega olja
- ½ čajne žličke praška asafetide
- ½ čajne žličke kurkume v prahu
- 1 čajna žlička kuminovih semen
- 1 čajna žlička črnih gorčičnih semen
- 20 svežih curryjevih listov, grobo narezanih
- 6 celih posušenih rdečih čili paprik, grobo narezanih
- ½ rumene ali rdeče čebule, olupljene in narezane na kocke
- 14-unčna pločevinka kokosovega mleka, lahkega ali polnomastnega
- 1 skodelica vode
- 1 čajna žlička Rasam Powder ali Sambhar Masala
- 1½ čajne žličke grobe morske soli
- 1 čajna žlička rdečega čilija v prahu ali kajenskega lista
- 3 skodelice kuhane leče
- 1 žlica sesekljanega svežega cilantra za okras

NAVODILA:
a) Olje segrejte na zmernem ognju.
b) Dodajte asafetido, kurkumo, kumino, gorčico, curryjeve liste in rdečo čili papriko.
c) Kuhajte 30 sekund ali dokler semena ne zacvrčijo.
d) Zmešajte čebulo.

e) Kuhajte približno 2 minuti in pogosto mešajte, da se ne sprime.
f) Dodajte kokosovo mleko, vodo, Rasam Powder ali Sambhar Masala, sol in rdeči čili v prahu.
g) Zavremo, nato pa pustimo vreti 2 minuti ali dokler se okusi ne prepojijo z mlekom.
h) Dodajte lečo.
i) Dušimo 4 minute.
j) Postrezite okrašeno s cilantrom.

60. Goan leča kokos Curry

Naredi: 6 obrokov

SESTAVINE:

- 1 žlica olja
- ½ čebule, olupljene in narezane na kocke
- 1 kos ingverjeve korenine, olupljen in nariban ali zmlet
- 4 stroki česna, olupljeni in naribani ali mleti
- 1 paradižnik, narezan na kocke
- 2 zelena tajska, serrano ali kajenski čili, sesekljana
- 1 žlica mletega koriandra
- 1 žlica mlete kumine
- 1 čajna žlička kurkume v prahu
- 1 čajna žlička tamarind paste
- 1 čajna žlička jaggeryja ali rjavega sladkorja
- 1½ čajne žličke grobe morske soli
- 3 skodelice vode
- 4 skodelice kuhane cele leče
- 1 skodelica kokosovega mleka, navadnega ali lahkega
- Sok ½ limone
- 1 žlica sesekljanega svežega cilantra za okras

NAVODILA:

a) V veliki, težki ponvi na srednjem ognju segrejte olje.
b) Dodajte čebulo in kuhajte 2 minuti ali dokler čebula rahlo ne porjavi.
c) Dodajte ingverjevo korenino in česen.
d) Kuhajte še eno minuto.
e) Dodajte paradižnik, čili, koriander, kumino, kurkumo, tamarindo, jaggery, sol in vodo.

f) Zavremo, nato zmanjšamo ogenj na nizek in pokrijemo 15 minut.
g) Dodamo lečo in kokosovo mleko.
h) Po okusu dodajte limonin sok in koriander.

61. Chana Masala stročnice

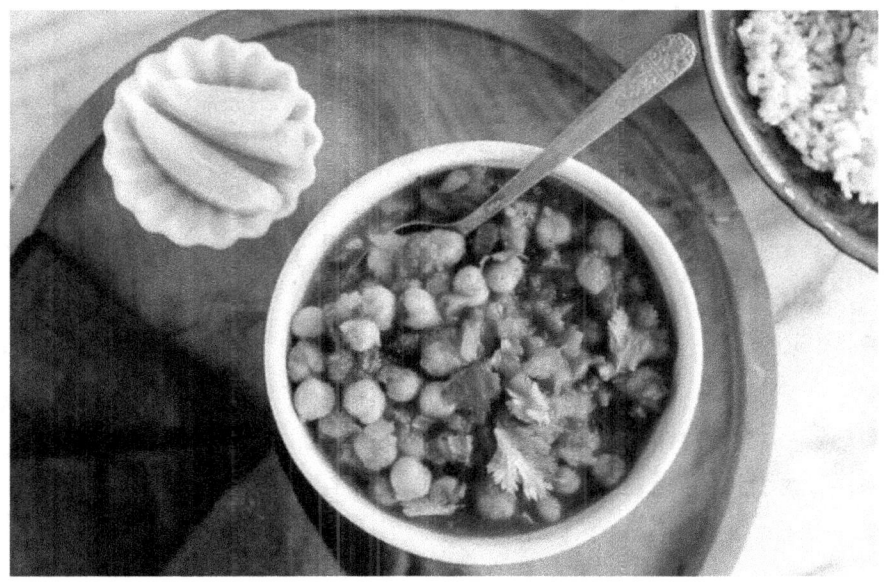

Naredi: 6 obrokov

SESTAVINE:
- 2 žlici olja
- 1 čajna žlička kuminovih semen
- ½ čajne žličke kurkume v prahu
- 2 žlici Chana Masala
- 1 rumena ali rdeča čebula, olupljena in narezana na kocke
- 1 kos ingverjeve korenine, olupljen in nariban ali zmlet
- 4 stroki česna, olupljeni in naribani ali mleti
- 2 paradižnika, narezana na kocke
- 2 zelena tajska, serrano ali kajenski čili, sesekljana
- 1 čajna žlička rdečega čilija v prahu ali kajenskega lista
- 1 žlica grobe morske soli
- 1 skodelica vode
- 4 skodelice kuhanega fižola ali leče

NAVODILA:
a) V globoki, težki ponvi na srednjem ognju segrejte olje.
b) Dodajte kumino, kurkumo in Chana Masalo ter kuhajte 30 sekund ali dokler semena ne zacvrčijo.
c) Dodajte čebulo in kuhajte približno minuto ali dokler se ne zmehča.
d) Dodajte ingverjevo korenino in česen.
e) Kuhajte še eno minuto.
f) Dodajte paradižnik, zeleni čili, rdeči čili v prahu, sol in vodo.

g) Zavremo, nato pa pustimo vreti 10 minut oziroma dokler se vse sestavine ne povežejo.
h) Fižol ali lečo skuhamo do mehkega.

62. Počasi kuhan fižol in leča

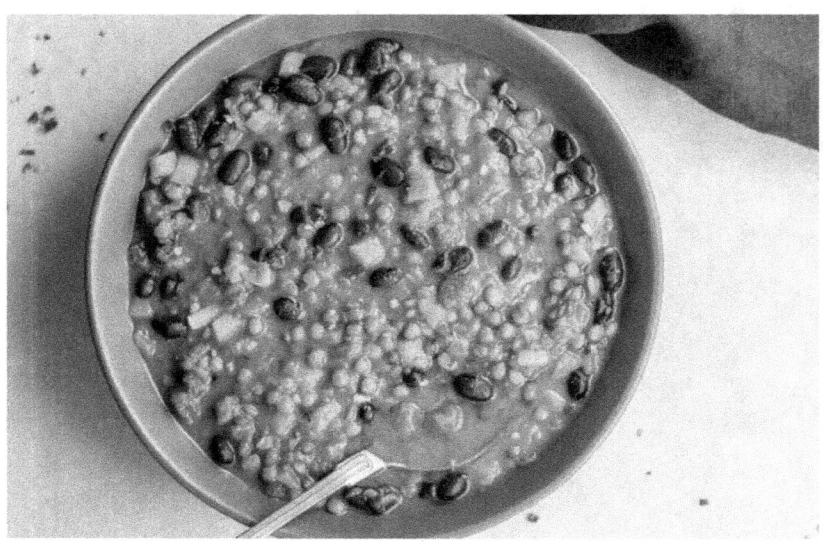

Naredi: 8

SESTAVINE:
- 2 skodelici posušenih lima fižolov, pobranih in opranih
- ½ rumene ali rdeče čebule, olupljene in grobo narezane
- 1 paradižnik, narezan na kocke
- 1 kos ingverjeve korenine, olupljen in nariban ali zmlet
- 2 stroka česna, olupljena in naribana ali mleta
- 2 zelena tajska, serrano ali kajenski čili, sesekljana
- 3 cele nageljne
- 1 čajna žlička kuminovih semen
- 1 čajna žlička rdečega čilija v prahu ali kajenskega lista
- čajna žlička grobe morske soli
- ½ čajne žličke kurkume v prahu
- ½ čajne žličke garam masale
- 7 skodelic vode
- ¼ skodelice sesekljanega svežega cilantra

NAVODILA:
a) V počasnem kuhalniku zmešajte vse sestavine razen cilantra.
b) Kuhajte na visoki temperaturi 7 ur cli dokler se fižol ne razgradi in postane kremast.
c) Izvlecite nageljnove žbice.
d) Okrasite s svežim cilantrom.

63. Chana in Split Moong Dal s poprovimi kosmiči

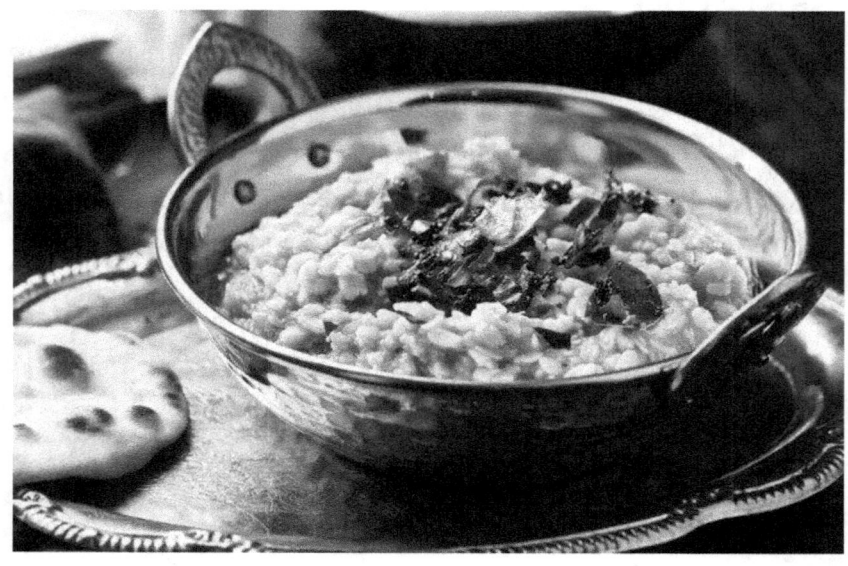

Naredi: 8 obrokov

SESTAVINE:
- 1 skodelica razdrobljenega grama, pobranega in opranega
- 1 skodelica posušene zelene leče s kožo, pobrane in oprane
- ½ rumene ali rdeče čebule, olupljene in narezane na kocke
- 1 kos ingverjeve korenine, olupljen in nariban ali zmlet
- 4 stroki česna, olupljeni in naribani ali mleti
- 1 paradižnik, olupljen in narezan na kocke
- 2 zelena tajska, serrano ali kajenski čili, sesekljana
- 1 žlica plus 1 čajna žlička semen kumine, razdeljeno
- 1 čajna žlička kurkume v prahu
- 2 žlički grobe morske soli
- 1 čajna žlička rdečega čilija v prahu ali kajenskega lista
- 6 skodelic vode
- 2 žlici olja
- 1 čajna žlička rdeče paprike
- 2 žlici mletega svežega cilantra

NAVODILA:
a) V počasnem kuhalniku zmešajte narezan gram, zeleno lečo, čebulo, korenino ingverja, česen, paradižnik, čili, 1 žlico kumine, kurkumo, sol, rdeči čili v prahu in vodo.
b) Kuhajte 5 ur na visoki temperaturi.
c) Proti koncu kuhanja v plitvi ponvi na zmernem ognju segrejemo olje.

d) Zmešajte preostalo 1 čajno žličko kumine.
e) Ko se olje segreje, dodajte kosmiče rdeče paprike.
f) Kuhajte največ 30 sekund.
g) S to mešanico in cilantrom premešajte lečo.
h) Postrezite kot juho.

64. Rjavi riž in adzuki fižol Dhokla

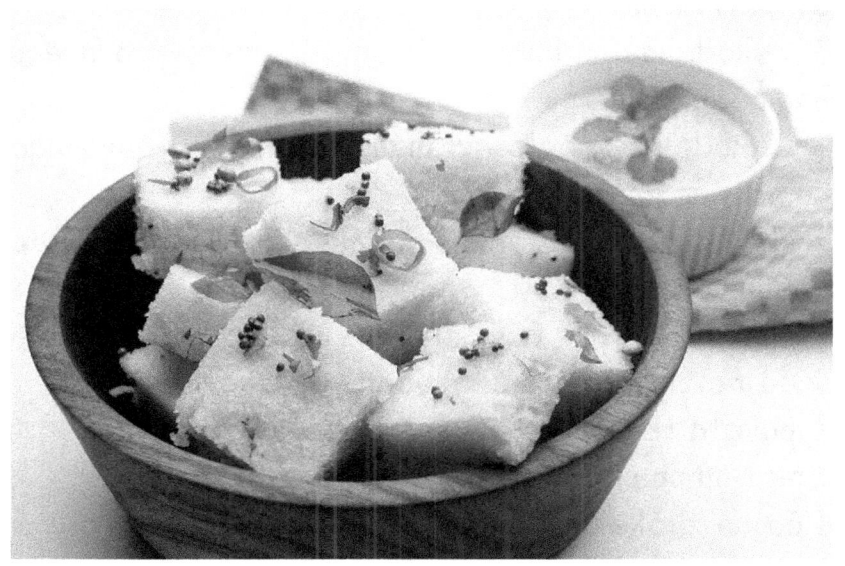

Naredi: 2 ducata kvadratov

SESTAVINE
- ½ skodelice rjavega basmati riža, opranega in namočenega
- ½ skodelice belega riža basmati, opranega in namočenega
- ½ skodelice celega fižola adzuki s pobrano kožo, oprano in namočeno
- 2 žlici split gram, namočeno
- ¼ čajne žličke namočenih semen piskavice
- ½ paketa 12 unč mehkega svilenega tofuja
- Sok 1 limone
- 1 čajna žlička grobe morske soli
- 1 skodelica vode
- ½ čajne žličke eno ali sode bikarbone
- ½ čajne žličke rdečega čilija v prahu, kajenske paprike ali paprike
- 1 žlica olja
- 1 čajna žlička rjavih ali črnih gorčičnih semen
- 15-20 curryjevih listov, grobo narezanih
- 2 zelena tajska, serrano ali kajenska čilija, odstranjena stebla, narezana po dolžini

NAVODILA:
a) Zmešajte mešanico riža in leče, tofu, limonin sok, sol in vodo v mešalniku do gladkega.
b) Mešanico vlijemo v veliko posodo za mešanje.
c) Testo odstavite za 3 ure.
d) V veliki, kvadratni ponvi segrejte olje.

e) Po dnu potresemo eno ali sodo bikarbono in 2 ali 3-krat nežno premešamo.
f) Testo enakomerno razporedite po pripravljenem pekaču.
g) V kuhalniku za paro, ki je dovolj velik, da sprejme vašo kvadratno ponev, zavrite nekaj vode.
h) Nežno postavite kvadratno ponev v zgornji del parnega kotla.
i) Pokrito dušimo 15 minut.
j) Odstranite kvadratno ponev iz dvojnega kotla.
k) Dhokla narežemo na kvadrate in jih razporedimo na krožnik v obliki piramide.
l) Potresemo z rdečim čilijem, kajenskim poprom ali papriko.
m) V ponvi na srednjem ognju segrejte malo olja
n) Vmešajte gorčična semena.
o) Dodajte karijeve liste in čili, ko začnejo pokati.
p) To mešanico enakomerno prelijte čez dhoklo.
q) Takoj postrezite z meto, cilantrom ali kokosovim čatnijem ob strani.

65. Mung fižol in riž z zelenjavo

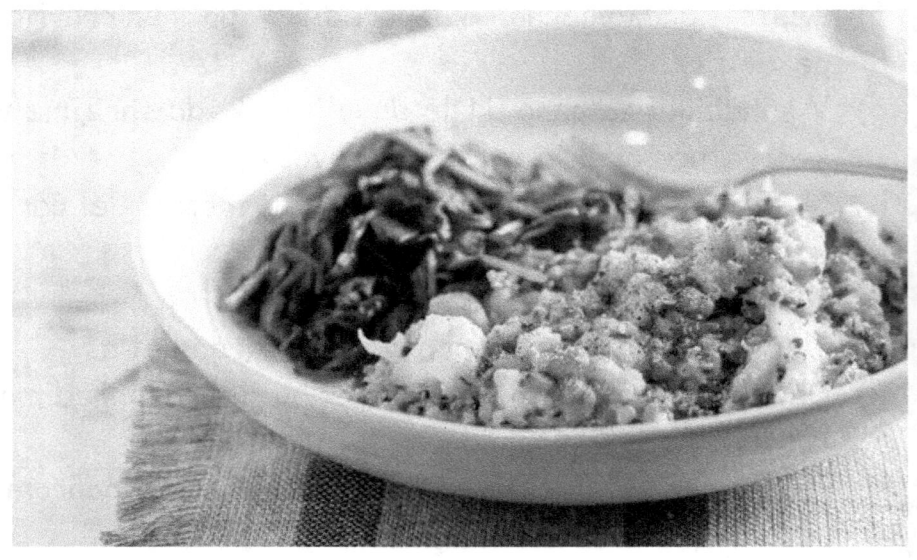

Naredi: 4 porcije

SESTAVINE:
- 4 ½ skodelice vode
- ½ skodelice celega mungo fižola, opranega
- ½ skodelice basmati riža, opranega
- 1 sesekljana čebula in 3 stroki česna, sesekljani
- ¾ skodelice drobno mlete korenine ingverja
- 3 skodelice sesekljane zelenjave
- 2 žlici arašidovega olja
- ¾ jedilne žlice kurkume
- ¼ čajne žličke posušenih zdrobljenih rdečih čilijev
- ¼ čajne žličke mletega črnega popra
- ½ čajne žličke koriandra
- ½ čajne žličke kumine
- ½ čajne žličke soli

NAVODILA:
a) Mung fižol kuhajte v vreli vodi, dokler ne začne cepiti.
b) Po dodajanju riža med občasnim mešanjem kuhamo še 15 minut.
c) Dodajte zelenjavo.
d) V ponvi segrejte arašidovo olje in prepražite čebulo, česen in ingver, dokler ne postanejo čisti.
e) Dodamo začimbe in med stalnim mešanjem kuhamo še 5 minut.
f) Združite s kuhanim rižem in fižolom.
-

66. Premešajte zelenjavo

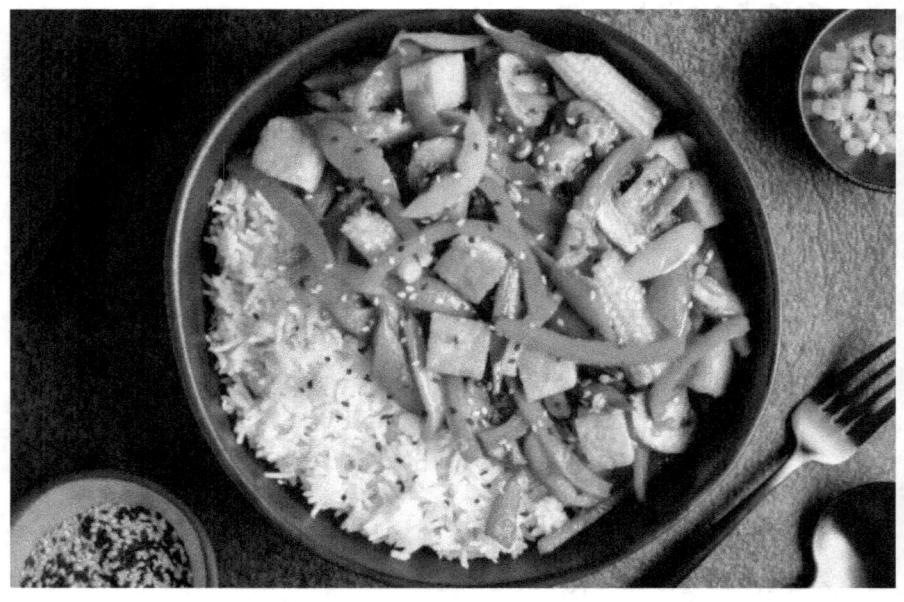

Naredi: 4 porcije

SESTAVINE:
- 3 skodelice sesekljane zelenjave
- 2 žlički naribanega ingverja
- 1 čajna žlička olja
- ¼ čajne žličke asafetide
- 1 žlica sojine omake
- Sveža zelišča

NAVODILA:
a) V ponvi segrejemo olje.
b) Mešajte asafetido in ingver 30 sekund.
c) Dodamo zelenjavo in pražimo minuto, nato dodamo kanček vode, pokrijemo in kuhamo.
d) Dodajte sojino omako, sladkor in sol.
e) Pokrito kuhajte skoraj do konca.
f) Odstranite pokrov in kuhajte še nekaj minut.
g) Dodajte sveža zelišča.

67. Španska čičerika in testenine

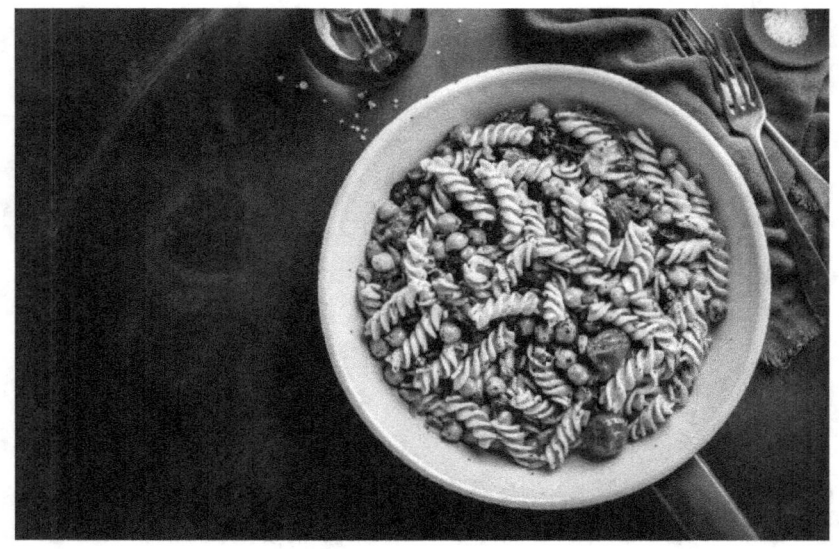

Naredi: 4

SESTAVINE:
- 2 žlici olivnega olja
- 2 stroka česna, nasekljana
- ½ žličke dimljene paprike
- 1 žlica mlete kumine
- ½ žličke posušenega origana
- ¼ žlička kajenskega popra
- Sveže mlet črni poper
- 1 rumena čebula
- 2 skodelici nekuhanih veganskih testenin brez glutena
- 15-unčna pločevinka narezanega paradižnika
- 15-unčna pločevinka na četrtine narezanih srčkov artičoke
- 19-unča pločevinke čičerike
- 1,5 skodelice zelenjavne juhe
- ½ žlice soli
- ¼ šopka sesekljanega svežega peteršilja
- 1 sveža limona

NAVODILA:
a) V veliko ponev z olivnim oljem dajte česen.
b) Dušimo 2 minuti, oziroma dokler zelenjava ni mehka in zadiši.
c) V ponev dodajte dimljeno papriko, kumino, origano, kajenski poper in sveže mlet črni poper.
d) Na segretem olju še minuto mešamo začimbe.
e) V ponev dodajte čebulo, narezano na kocke.

f) Kuhajte, dokler čebula ni mehka in prozorna.
g) Dodamo testenine in kuhamo še 2 minuti.
h) Odcedite čičeriko in srčke artičok, preden jih dodate v ponev z narezanimi paradižniki, zelenjavno juho in pol čajne žličke soli.
i) V ponev dodajte peteršilj, nekaj pa ga prihranite za potres po končani jedi.
j) Vse sestavine premešajte v ponvi, dokler niso enakomerne.
k) Zavremo, nato pa vremo 20 minut.
l) Odstranite pokrov, prepihajte z vilicami in okrasite s preostalim sesekljanim peteršiljem.
m) Limono narežite na rezine in po vsaki porciji iztisnite sok.

68. Testenine brez kupole

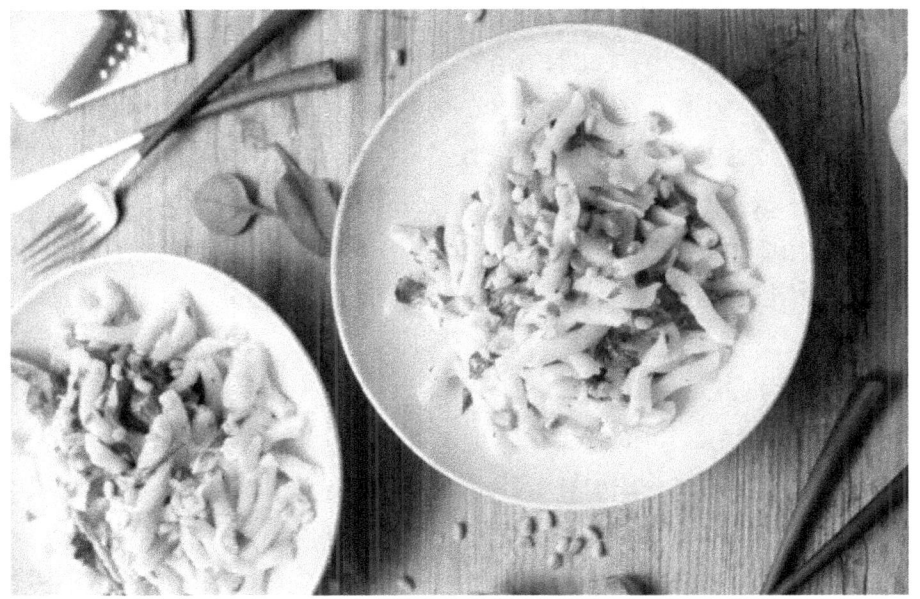

Naredi: 4 porcije

SESTAVINE:
- 8 unč ajdovih testenin
- 14-unčna pločevinka srčkov artičok, narezanih
- 1 pest sveže mete, mlete
- ½ skodelice sesekljane zelene čebule
- 2 žlici sončničnih semen
- 4 žlice ekstra deviškega oljčnega olja

NAVODILA:
a) Zavremo lonec vode.
b) Testenine kuhajte 8 do 12 minut, odvisno od navodil na embalaži.
c) Ko so testenine gotove, jih odcedimo in damo v skledo.
d) V posodi za mešanje zmešajte artičoke, meto, zeleno čebulo in sončnična semena.
e) Pokapajte z oljčnim oljem in premešajte, da se združi.

69. Rižota z rjavim rižem

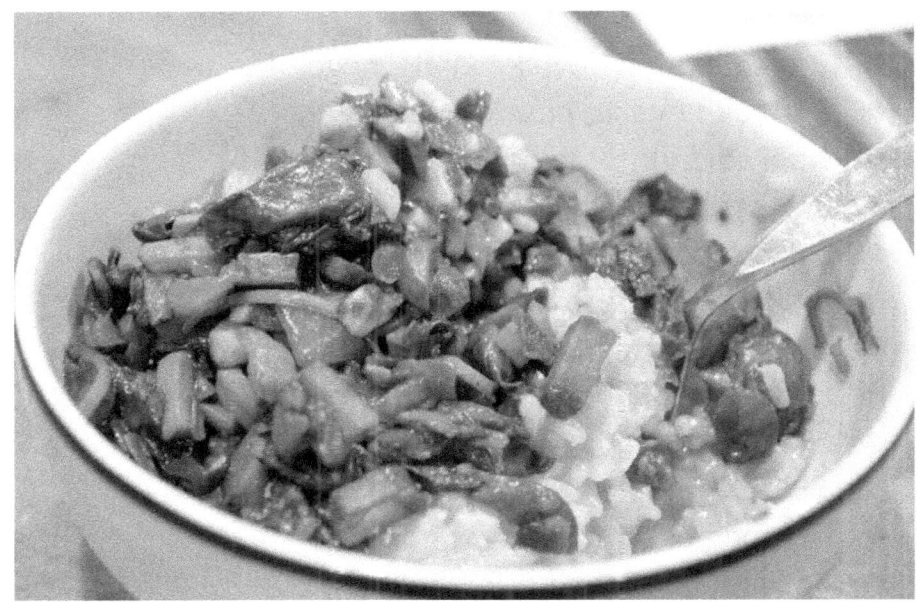

Naredi: 4 porcije

SESTAVINE:
- 1 žlica ekstra deviškega oljčnega olja
- 2 stroka česna, nasekljana
- 1 paradižnik, sesekljan
- 3 pesti mlade špinače
- 1 skodelica narezanih gob
- 2 skodelici cvetov brokolija
- Sol in poper po okusu
- 2 skodelici kuhanega rjavega riža
- Ščepec žafrana

SLUŽITI
- Nariban parmezan
- Kosmiči rdečega čilija

NAVODILA:
a) V ponvi na srednjem ognju segrejte olje.
b) Pražite česen, dokler ne začne zlato rjaveti.
c) Zmešajte paradižnik, špinačo, gobe in brokoli skupaj s soljo in poprom; kuhamo toliko časa, da se zelenjava zmehča.
d) Vmešajte riž in žafran, da se zelenjavni sok vpije v riž.
e) Postrezite toplo ali hladno, s parmezanom in kosmiči rdeče paprike.

70. Kvinoja Tabboule eh

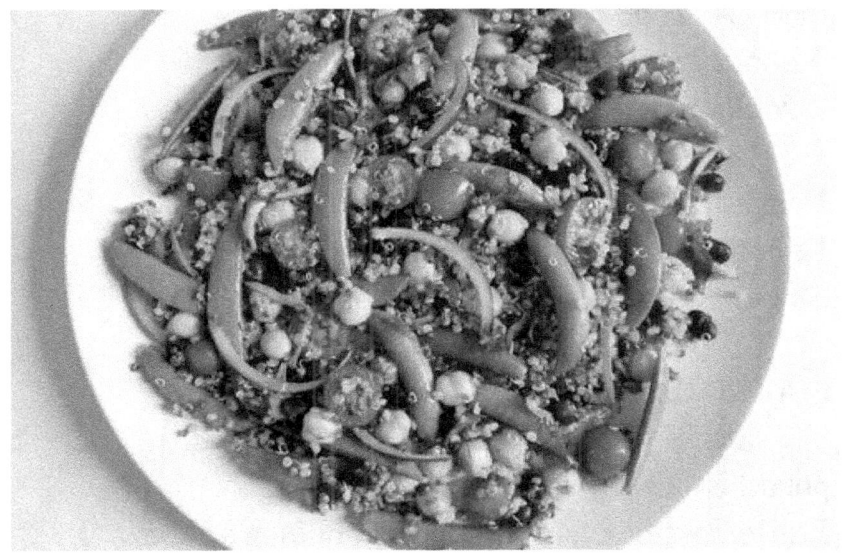

Naredi: 2 obroka

SESTAVINE:
- ½ skodelice kuhane kvinoje
- 2 šopka peteršilja, drobno sesekljan
- ½ bele čebule, narezane na kocke
- 1 paradižnik, narezan na kocke
- 1 žlica ekstra deviškega oljčnega olja
- Sok 1 limone

NAVODILA:
a) V skledi zmešajte kvinojo, peteršilj, čebulo in paradižnik.
b) Zalijemo z oljčnim oljem in limoninim sokom.
c) Premešajte in uživajte.

71. Proso, riž in granatno jabolko

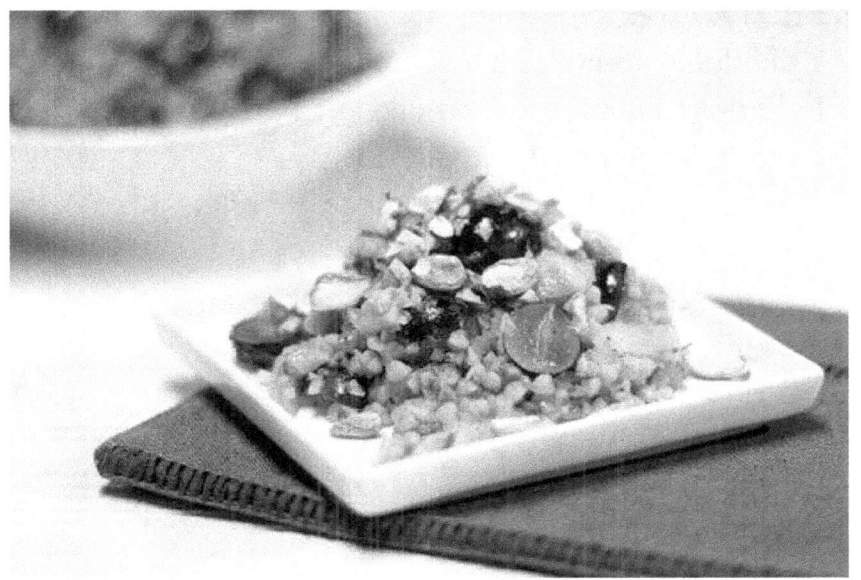

Naredi: 2 obroka

SESTAVINE:
- 2 skodelici tanke poh
- 1 skodelica napihnjenega prosa ali riža
- 1 skodelica veganskega pinjenca
- ½ skodelice koščkov granatnega jabolka
- 5-6 curryjevih listov
- ½ čajne žličke gorčičnih semen
- ½ čajne žličke semen kumine
- ⅛ čajne žličke asafetide
- 5 žličk olja
- Sladkor po okusu
- Sol po okusu
- Svež ali posušen kokos - nastrgan
- Sveži listi koriandra

NAVODILA:
a) Segrejte olje in nato dodajte gorčična semena.
b) Dodajte semena kumine, asafetido in liste karija, ko popokajo.
c) Poh postavite v skledo.
d) Zmešajte mešanico začimb olja, sladkorja in soli.
e) Ko se pohe ohladi, jo zmešajte z jogurtom, koriandrom in kokosom.
f) Postrežemo okrašeno s koriandrom in kokosom.

GLAVNA JED: CURRIJI

72. Bučni curry s pikantnimi semeni

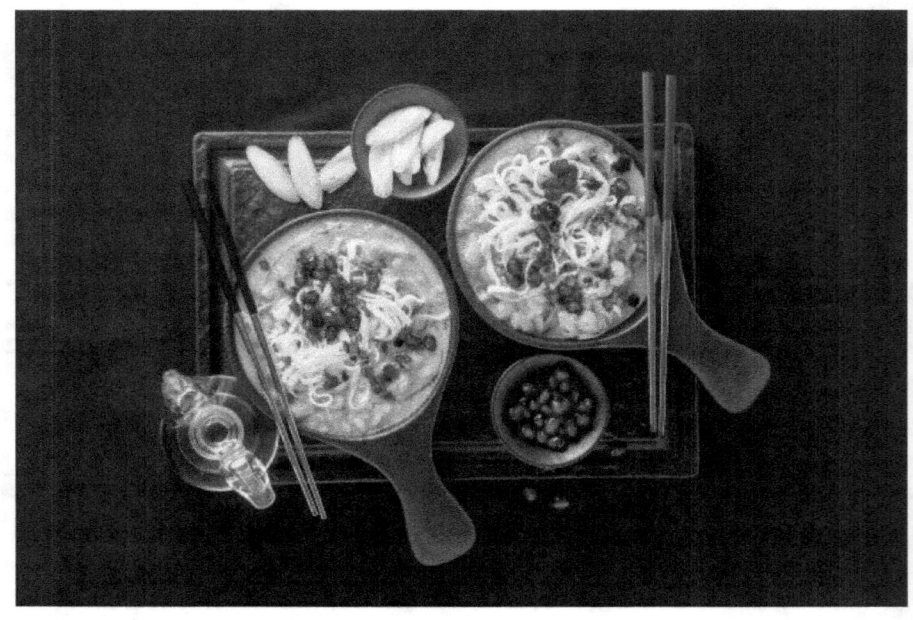

Naredi: 4 porcije

SESTAVINE:
- 3 skodelice buče - narezane na koščke
- ¼ žlice semen piskavice
- ¼ žlice komarčkovih semen
- 2 žlici olja
- Ščepec asafetide
- 5-6 curryjevih listov
- ½ žlice naribanega ingverja
- Sveži listi koriandra
- 1 žlica tamarind paste
- ½ žlice gorčičnih semen
- ½ žlice kuminovih semen
- 2 žlici suhega, mletega kokosa
- 2 žlici praženih mletih arašidov
- Sol in rjavi sladkor ali jaggery po okusu

NAVODILA:
a) V manjši kozici segrejte olje in dodajte gorčična semena.
b) Dodajte kumino, triplat, asafetido, ingver, curryjeve liste in koromač, ko poskočijo.
c) Pražimo 30 sekund.
d) Dodamo bučo in sol.
e) Nalijte tamarindovo pasto ali vodo, ki vsebuje pulpo.
f) Dodajte jaggery in rjavi sladkor.
g) Zmešajte mleti kokos in arašidove v prahu.
h) Kuhajte še nekaj minut.

i) Okrasite s koriandrom.

73. Okra Curry

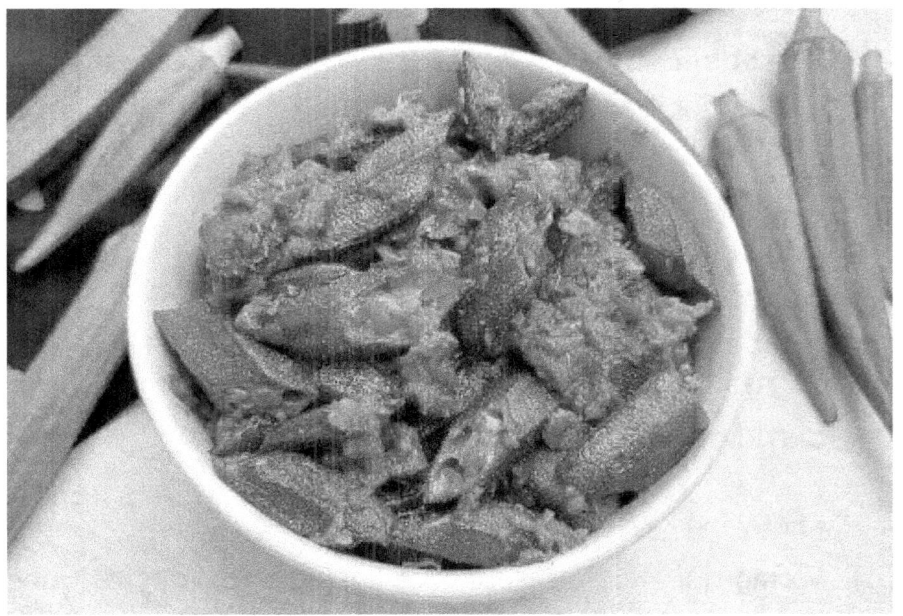

Naredi: 4 porcije

SESTAVINE:
- 2 skodelici bamije, narezane na cm velike kose
- 2 žlici naribanega ingverja
- 1 žlica gorčičnih semen
- ½ žlice kuminovih semen
- 2 žlici olja
- Sol po okusu
- Ščepec asafetide
- 2-3 žlice praženih arašidov v prahu
- Listi koriandra

NAVODILA:
a) V manjši kozici segrejte olje in dodajte gorčična semena.
b) Ko začnejo pokati, dodajte kumino, asafetido in ingver.
c) Mešajte okra in sol, dokler se ne zmehča.
d) Po dodajanju arašidov v prahu kuhajte še 30 sekund.
e) Pred serviranjem okrasite s koriandrovimi listi.

74. Zelenjavni kokosov curry

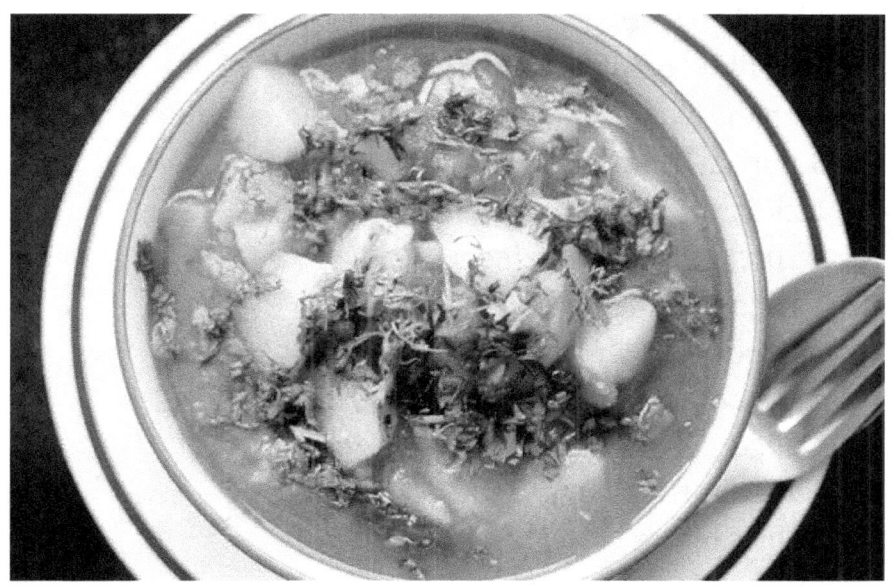

Naredi: 4 porcije

SESTAVINE:
- 2-velik krompir, narezan na kocke
- 1½ skodelice cvetače, narezane na cvetove
- 3 paradižnike r narezane na koščke
- 1 žlica olja
- 1 žlica gorčičnih semen
- 1 žlica kuminovih semen
- 5-6 curryjevih listov
- Ščepec kurkume
- 1 žlica naribanega ingverja
- Sveži listi koriandra
- Sol po okusu
- Svež ali posušen kokos - nastrgan

NAVODILA:
a) Segrejte olje in vanj vmešajte gorčična semena.
b) Dodajte preostale začimbe in kuhajte 30 sekund.
c) Dodajte cvetačo, paradižnik in krompir, skupaj z malo vode, pokrijte in med občasnim mešanjem dušite, dokler se ne zmehča.
d) Zmešajte kokos, sol in liste koriandra.

75. Osnovni zelenjavni curry

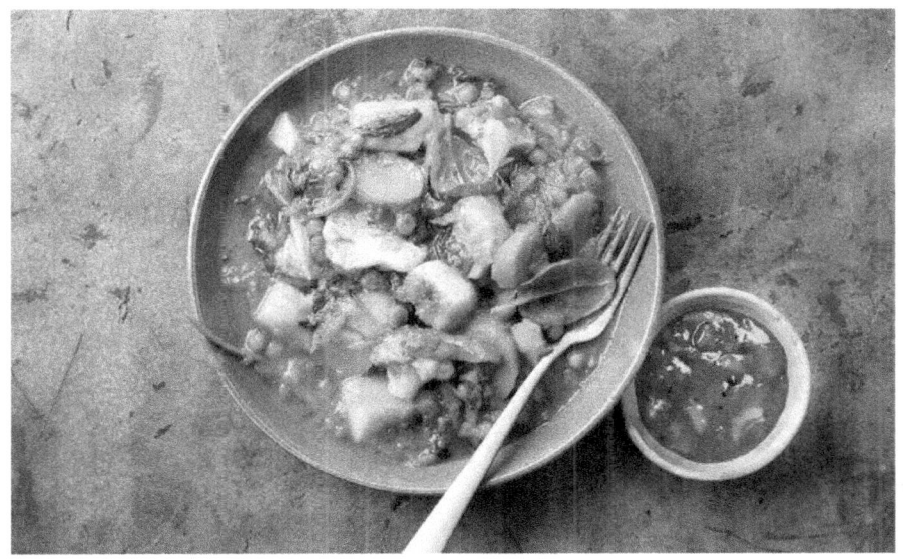

Naredi: 4 porcije

SESTAVINE:
- 250 g narezane zelenjave
- 1 čajna žlička olja
- ½ čajne žličke gorčičnih semen
- ½ čajne žličke semen kumine
- Ščepec asafetide
- 4-5 curryjevih listov
- ¼ čajne žličke kurkume
- ½ čajne žličke koriandra v prahu
- Ščepec čilija v prahu
- Nariban ingver
- Sveži listi koriandra
- Sladkor/jaggery in sol po okusu
- Svež ali posušen kokos

NAVODILA:
a) Segrejte olje in vanj vmešajte gorčična semena.
b) Dodajte kumino, ingver in preostale začimbe, ko popokajo.
c) Dodajte zelenjavo in kuhajte, dokler se ne zmehča.
d) Prilijemo malo vode, lonec pokrijemo in dušimo.
e) Ko je zelenjava kuhana, dodajte sladkor, sol, kokos in koriander.

76. Black Eye Bean in kokosov curry

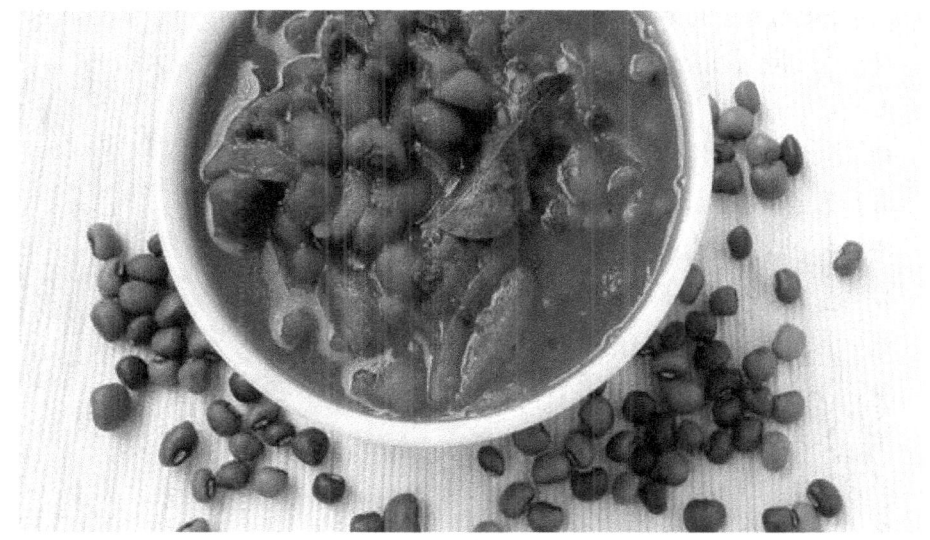

Naredi: 4 porcije

SESTAVINE:
- ½ skodelice črnega fižola, namočenega čez noč
- 2 skodelici vode
- 1 žlica olja
- 1 žlica gorčičnih semen
- 1 žlica kuminovih semen
- 1 žlica asafetide
- 1 žlica naribanega ingverja
- 5-6 curryjevih listov
- 1 žlica kurkume
- 1 žlica koriandra v prahu
- 2 paradižnika, sesekljana
- 2 žlici praženih arašidov v prahu
- Sveži listi koriandra
- Svež kokos, nariban
- Sladkor in sol po okusu

NAVODILA:
a) Fižol skuhamo v loncu na pritisk ali loncu na štedilniku.
b) V manjši kozici segrejte olje in dodajte gorčična semena.
c) Dodajte semena kumine, asafetido, ingver, liste karija, kurkumo in koriander v prahu, ko popokajo.
d) Zmešajte pražene arašide v prahu in paradižnik.
e) Dodamo fižol in vodo.
f) Nadaljujte z občasnim mešanjem, dokler ni hrana popolnoma kuhana.

g) Začinimo s sladkorjem in soljo ter po vrhu potresemo liste koriandra in kokos.

77. Cvetačni kokosov kari

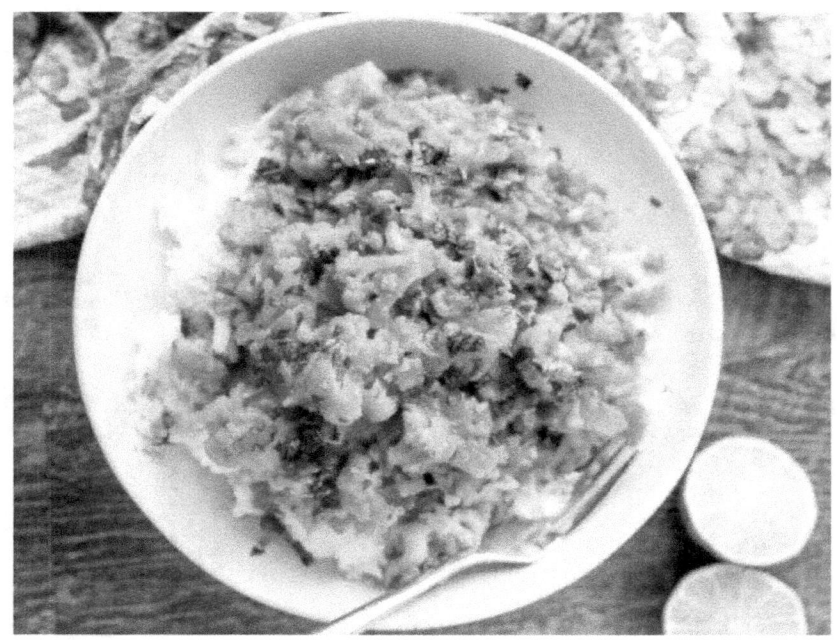

Naredi: 4 porcije

SESTAVINE:
- 3 skodelice cvetače - narezane na cvetove
- 2 paradižnika - sesekljana
- 1 čajna žlička olja
- 1 čajna žlička gorčičnih semen
- 1 čajna žlička kuminovih semen
- Ščepec kurkume
- 1 čajna žlička naribanega ingverja
- Sveži listi koriandra
- Sol po okusu
- Svež ali posušen kokos - nastrgan

NAVODILA:
a) Segrejte olje in vanj vmešajte gorčična semena.
b) Dodajte preostale začimbe in kuhajte 30 sekund.
c) Dodajte paradižnik in kuhajte 5 minut.
d) Dodajte cvetačo in malo vode, pokrijte in med občasnim mešanjem kuhajte, dokler se ne zmehča.
e) Dodajte kokos, sol in liste koriandra.

78. Cvetačni in krompirjev kari

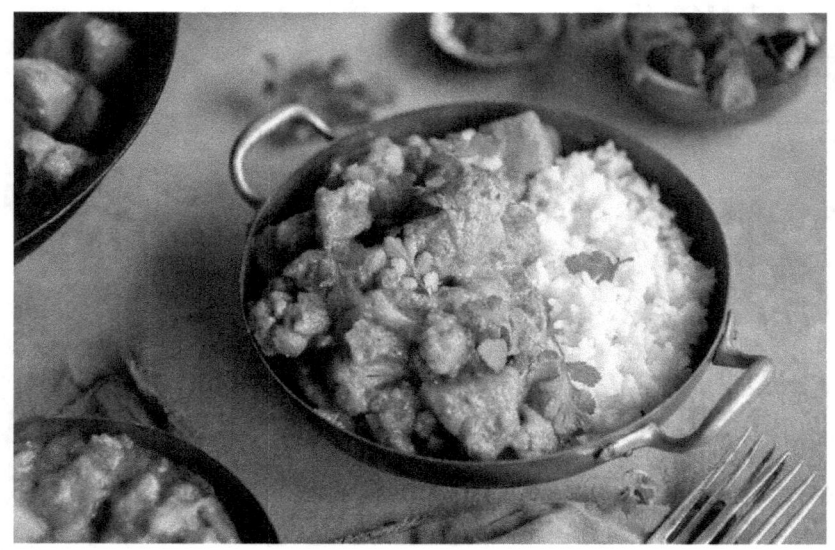

Naredi: 4 porcije

SESTAVINE:
- 2 skodelici cvetače, narezane na cvetove
- 2-velik krompir, narezan na kocke
- 1 čajna žlička olja
- 1 čajna žlička gorčičnih semen
- 1 čajna žlička kuminovih semen
- 5-6 curryjevih listov
- Ščepec kurkume
- 1 čajna žlička naribanega ingverja
- Sveži listi koriandra
- Sol po okusu
- Svež ali posušen kokos - nastrgan
- Limonin sok - po okusu

NAVODILA:
a) Segrejte olje in vanj vmešajte gorčična semena.
b) Dodajte preostale začimbe in kuhajte 30 sekund.
c) Dodamo cvetačo in krompir, skupaj z malo vode, pokrijemo in med občasnim mešanjem dušimo skoraj do konca.
d) Odkrijte in kuhajte, dokler se zelenjava ne zmehča in voda ne izhlapi.
e) Dodajte kokos, sol, liste koriandra in limonin sok.

79. Krompirjev, cvetačni in paradižnikov curry

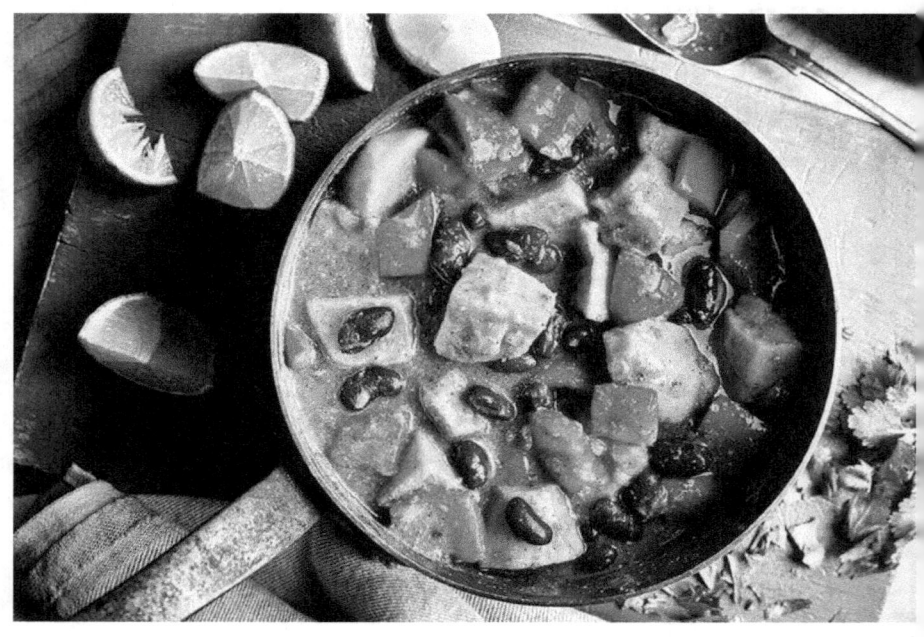

Naredi: 3-4 cbroke

SESTAVINE:

- 2 krompirja, narezana na kocke
- 1½ skodelice cvetače, narezane na cvetove
- 3 paradižniki, narezani na koščke
- 1 čajna žlička olja
- 1 čajna žlička gorčičnih semen
- 1 čajna žlička kuminovih semen
- 6 curryjevih listov
- Ščepec kurkume
- 1 čajna žlička naribanega ingverja
- Sveži listi koriandra
- Sol po okusu
- Svež ali posušen kokos - nastrgan

NAVODILA:

a) Segrejte olje in vanj vmešajte gorčična semena.
b) Dodajte preostale začimbe in kuhajte 30 sekund.
c) Dušimo, občasno premešamo.
d) Dodajte cvetačo, paradižnik, krompir in vodo.
e) Končajte s kokosom, soljo in listi koriandra.

80. Mešanica zelenjave in curryja iz leče

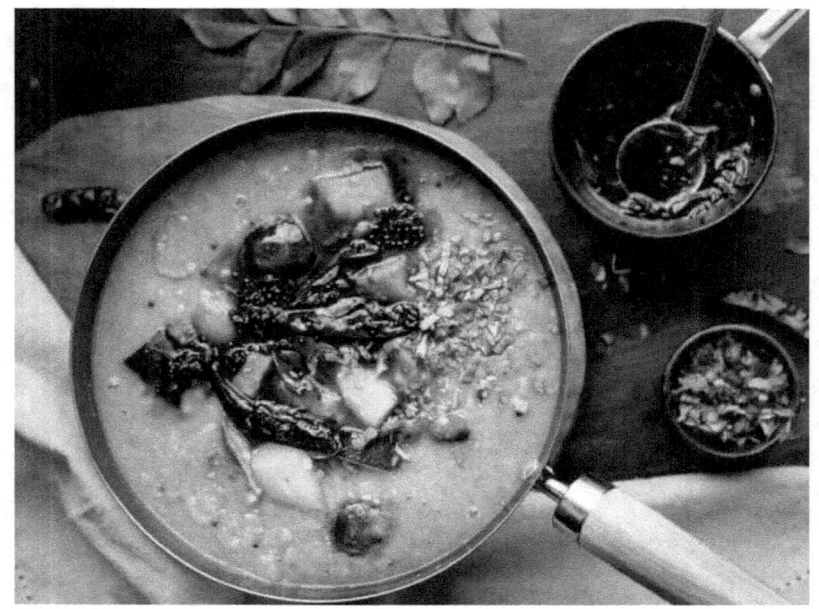

Naredi: 4 porcije

SESTAVINE:
- ¼ skodelice toor ali mung dal
- ½ skodelice zelenjave - narezane
- 1 skodelica vode
- 2 žlički olja
- ½ čajne žličke semen kumine
- ½ čajne žličke naribanega ingverja
- 5-6 curryjevih listov
- 2 paradižnika - sesekljana
- Limona ali tamarinda po okusu
- Jaggery po okusu
- ½ soli ali po okusu
- Sambhar masala
- Listi koriandra
- Svež ali posušen kokos

NAVODILA:
a) V loncu na pritisk kuhajte toor dal in zelenjavo 20 minut.
b) V ločeni ponvi segrejte olje in dodajte semena kumine, ingver in liste karija.
c) Po dodajanju paradižnika kuhajte 34 minut.
d) Dodajte mešanico sambhar masala in zelenjavnega dala.
e) Pustite vreti minuto, nato dodajte tamarindo ali limono, jaggery in sol.
f) Vreti še 23 minut.
g) Okrasite s kokosom in koriandrom.

81. Paradižnikov curry

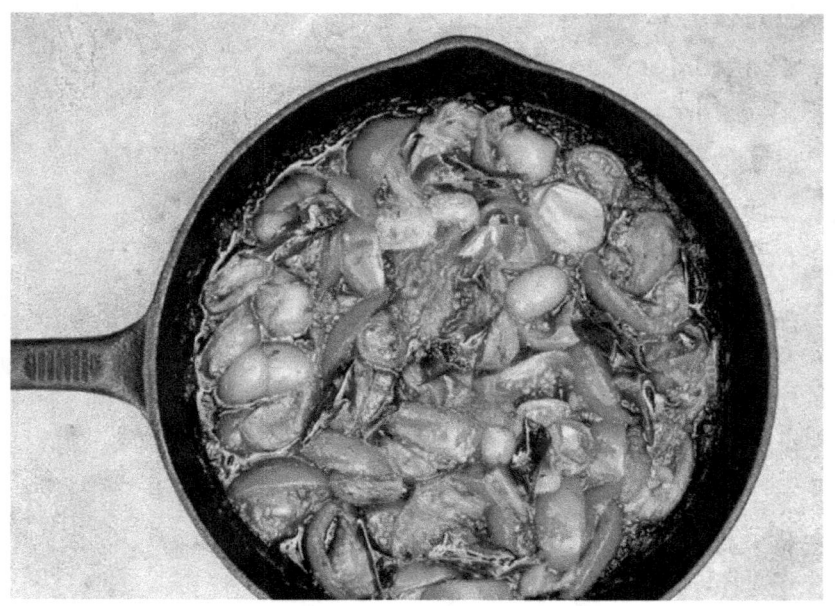

Naredi: 4 porcije

SESTAVINE:
- 250 g paradižnikov, narezanih
- 1 čajna žlička olja
- ½ čajne žličke gorčičnih semen
- ½ čajne žličke semen kumine
- 4-5 curryjevih listov
- Ščepec kurkume
- Ščepec asafetide
- 1 čajna žlička naribanega ingverja
- 1 krompir - kuhan in pretlačen
- 1 do 2 žlici praženih arašidov v prahu
- 1 žlica suhega kokosa
- Sladkor in sol po okusu
- Listi koriandra

NAVODILA:
a) V manjši kozici segrejte olje in dodajte gorčična semena.
b) Dodajte kumino, liste karija, kurkumo, asafetido in ingver.
c) Dodamo paradižnik in občasno mešamo, dokler ni kuhan.
d) Dodajte pire krompir, pražene arašide v prahu, sladkor, sol in kokos.
e) Kuhajte še 1 minuto.
f) Okrasite s svežimi listi koriandra in postrezite.

82. Curry iz bele buče

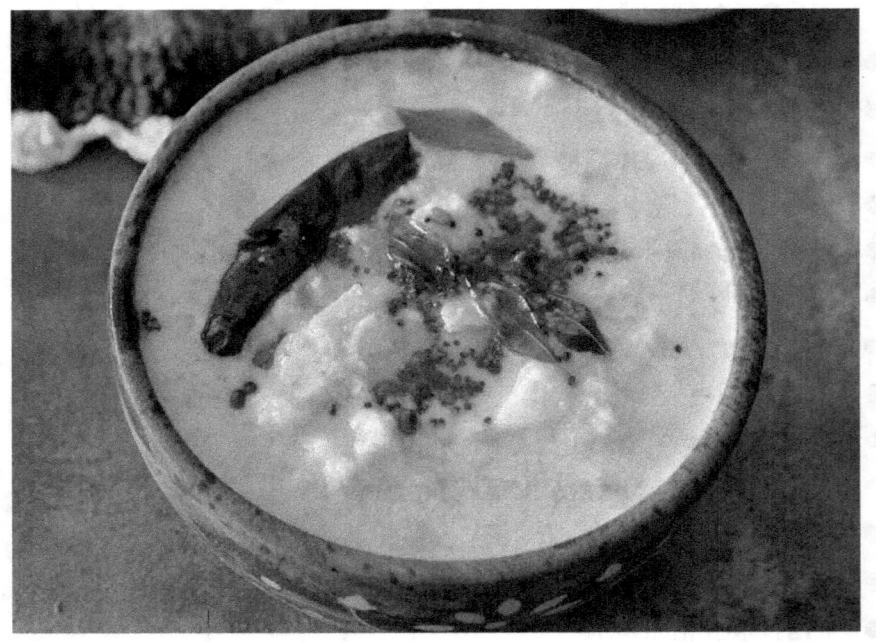

Naredi: 4 porcije

SESTAVINE:
- 250 gramov bele buče
- 1 čajna žlička olja
- ½ čajne žličke gorčičnih semen
- ½ čajne žličke semen kumine
- 4-5 curryjevih listov
- Ščepec kurkume
- Ščepec asafetide
- 1 čajna žlička naribanega ingverja
- 1 do 2 žlici praženih arašidov v prahu
- Rjavi sladkor in sol po okusu

NAVODILA:
a) V manjši kozici segrejte olje in dodajte gorčična semena.
b) Dodajte kumino, liste karija, kurkumo, asafetido in ingver.
c) Dodamo belo bučo in malo vode, pokrijemo in med občasnim mešanjem kuhamo toliko časa, da se buča zmehča.
d) Kuhajte še eno minuto po dodajanju praženih arašidov v prahu, sladkorja in soli.

83. Zimska melona s karijem

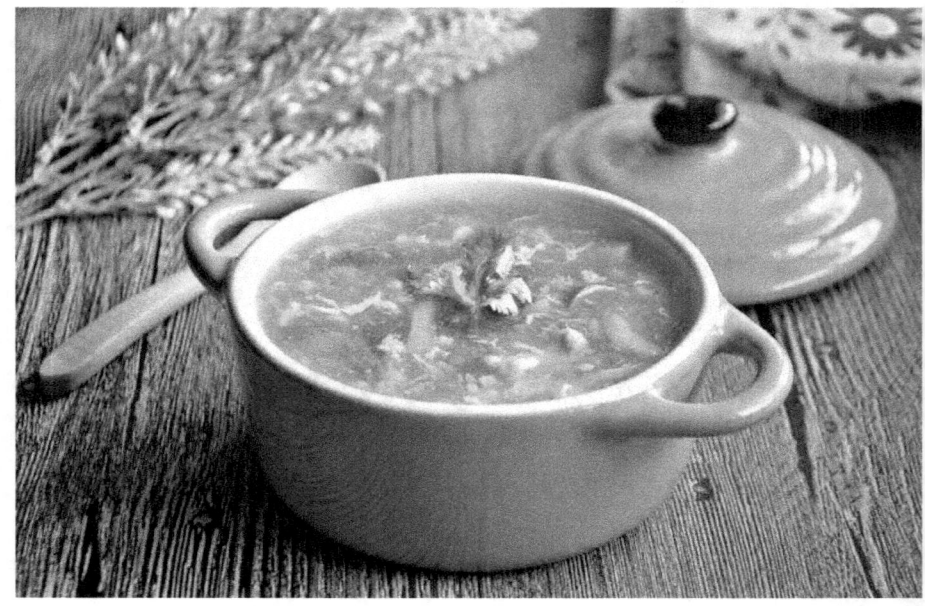

Naredi: 3 porcije

SESTAVINE:
- 2 žlici olja
- ½ čajne žličke asafetide
- 1 čajna žlička kuminovih semen
- ½ čajne žličke kurkume v prahu
- 1 zimska melona, narezana na kocke
- 1 paradižnik, narezan na kocke

NAVODILA:
a) V globoki, težki ponvi na srednjem ognju segrejte olje.
b) Dodajte asafetido, kumino in kurkumo ter kuhajte 30 sekund ali dokler semena ne zacvrčijo.
c) Dodajte zimsko melono.
d) Dodamo paradižnik in dušimo 15 minut.
e) Ponev odstavimo z ognja.
f) Prilagodite pokrov, da popolnoma pokrije ponev, in pustite 10 minut.

84. Kari, ki ga navdihuje Sambhar na štedilniku

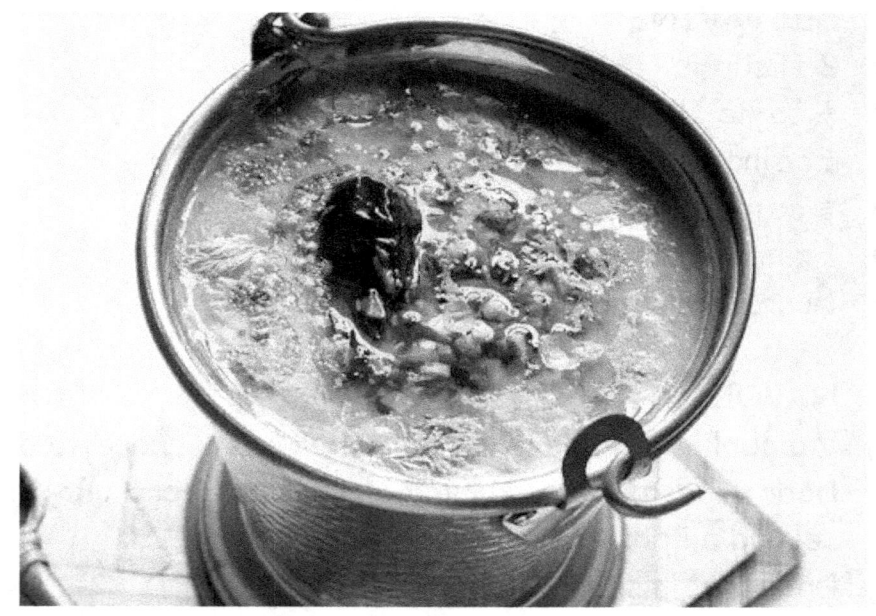

Naredi: 9

SESTAVINE:
- 2 skodelici kuhanega fižola ali leče
- 9 skodelic vode
- 1 krompir, olupljen in narezan na kocke
- 1 čajna žlička tamarind paste
- 5 skodelic zelenjave, narezane na kocke in julien
- 2 žlici Sambhar Masala
- 1 žlica olja
- 1 čajna žlička praška asafetide
- 1 žlica črnih gorčičnih semen
- 5-8 celih posušenih rdečih čilijev, grobo narezanih
- 8-10 svežih curryjevih listov, grobo narezanih
- 1 čajna žlička rdečega čilija v prahu ali kajenskega lista
- 1 žlica grobe morske soli

NAVODILA:
a) V loncu na zmernem ognju zmešajte fižol ali lečo, vodo, krompir, tamarindo, zelenjavo in Sambhar Masalo.
b) Zavremo.
c) Dušimo 15 minut oziroma toliko časa, da zelenjava oveni in se zmehča.
d) V ponvi na srednjem ognju segrejte olje.
e) Dodajte asafetido in gorčična semena.
f) Takoj, ko semena začnejo pokati, dodajte rdeči čili in liste karija.
g) Med pogostim mešanjem kuhajte še 2 minuti.

h) Ko curry listi začnejo rjaveti in se zvijati, jih dodajte k leči.
i) Kuhajte še dodatnih 5 minut.
j) Dodajte sol in rdeči čili v prahu.

85. Punjabi kari fižol in leča

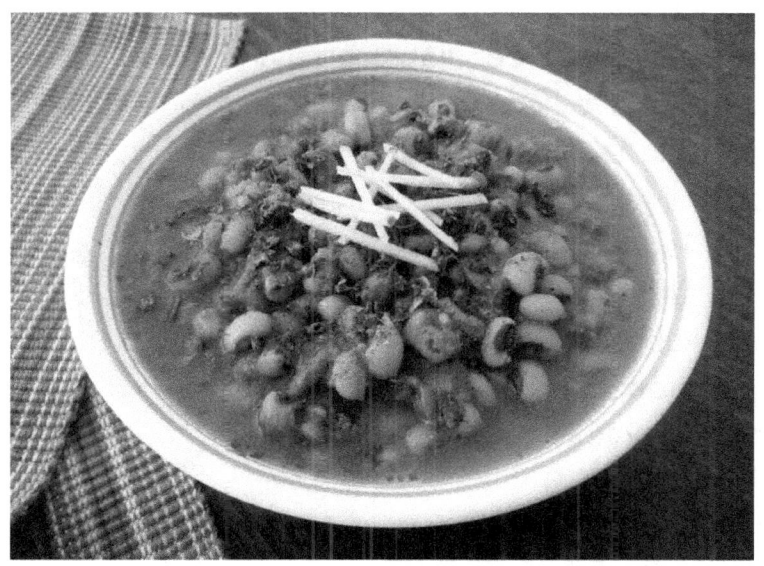

Naredi: 7

SESTAVINE:
- 1 rumena ali rdeča čebula, olupljena in grobo narezana
- 1 kos ingverjeve korenine, olupljen in grobo narezan
- 4 stroki česna, olupljeni in narezani
- 2-4 zeleni tajski, serrano ali kajenski čili
- 2 žlici olja
- ½ čajne žličke asafetide
- 2 žlički kuminovih semen
- 1 čajna žlička kurkume v prahu
- 1 cimetova palčka
- 2 cela stroka
- 1 strok črnega kardamoma
- 2 paradižnika, olupljena in narezana na kocke
- 2 žlici paradižnikove paste
- 2 skodelici kuhane leče
- 2 skodelici kuhanega fižola
- 2 skodelici vode
- 2 žlički grobe morske soli
- 2 čajni žlički garam masale
- 1 čajna žlička rdečega čilija v prahu ali kajenskega lista
- 2 žlici mletega sveževega cilantra

NAVODILA:
a) V kuhinjskem robotu zmešajte čebulo, ingverjevo korenino, česen in čili v vodeno pasto.
b) V globoki, težki ponvi na srednjem ognju segrejte olje.

c) V ponev dodajte asafetido, kumino, kurkumo, cimet, nageljnove žbice in kardamom.
d) Kuhajte 30 sekund ali dokler mešanica ne zacvrči.
e) Počasi dodajte čebulno pasto.
f) Kuhajte, dokler ne porjavi, približno 2 minuti, občasno premešajte.
g) Dodajte paradižnik, paradižnikovo pasto, lečo in fižol, vodo, sol, garam masalo in rdeči čili.
h) Mešanico zavremo, nato zmanjšamo ogenj na majhen ogenj in še naprej kuhamo 10 minut.
i) Odstranite cele začimbe.
j) Postrezite s cilantrom.

86. Špinača, buča in paradižnikov curry

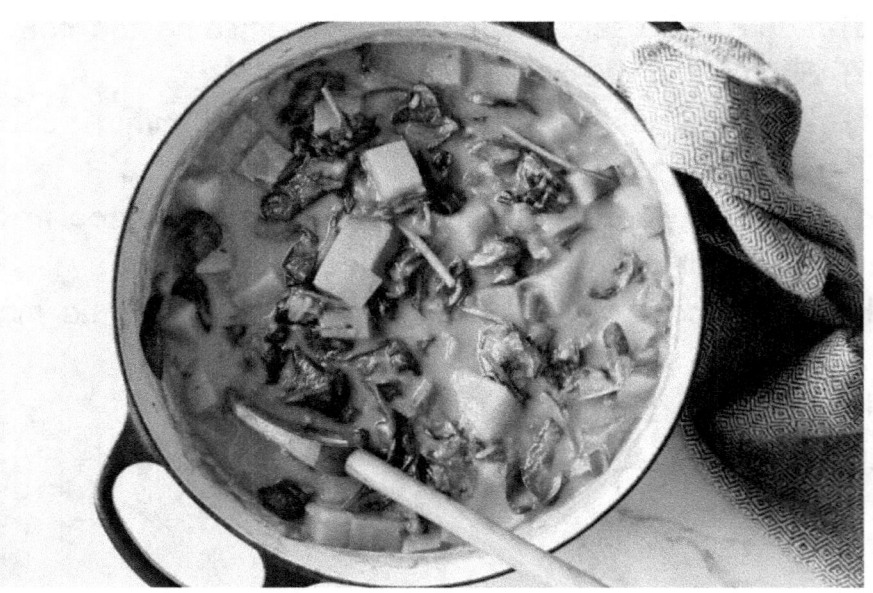

Naredi: 4

SESTAVINE:
- 2 žlici deviškega ali nerafiniranega kokosovega olja
- ½ srednje rumene čebule, narezane na kocke
- 3 stroki česna, sesekljani
- 2 žlici mletega ingverja
- 2 žlički rumenega curryja, blaga začimba
- 1 čajna žlička mletega koriandra
- ¾ čajne žličke kosmičev rdeče paprike, glejte opombo o začimbah
- 4 skodelice na kocke narezane maslene buče
- 14-unčna pločevinka na ognju praženih zdrobljenih paradižnikov
- ⅔ skodelice polnomastnega kokosovega mleka
- ¾ skodelice vode
- 1 čajna žlička košer soli
- 4 do 5 skodelic mlade špinače
- 4 do 5 skodelic kuhanega rjavega riža

NAVODILA:
a) Lonec segrejte na srednje močnem ognju. Dodajte kokosovo olje in nato dodajte čebulo. Čebulo kuhamo približno 2 minuti, dokler se ne začne mehčati. Dodajte česen in ingver ter kuhajte še eno minuto.
b) Dodajte curry v prahu, koriander in kosmiče rdeče paprike ter premešajte.
c) Dodamo na kocke narezano masleno bučo, zdrobljen paradižnik, kokosovo mleko, vodo in sol.

d) Lonec pokrijemo s pokrovko in vse skupaj zavremo.
e) Ogenj zmanjšamo na srednje in pustimo bučo vreti 15 minut.
f) Po 15 minutah z vilicami prebodemo kos maslene buče, da preverimo, ali je buča mehka.
g) Ugasnite toploto. Dodajte mlado špinačo in mešajte kari, dokler špinača ne začne veneti.
h) Curry postrezite v skledah s prilogo rjavega riža ali vašega najljubšega žita.
i) Po želji potresemo s sesekljanimi arašidi.

SLADICE

87. Rožičev mousse z avokadom

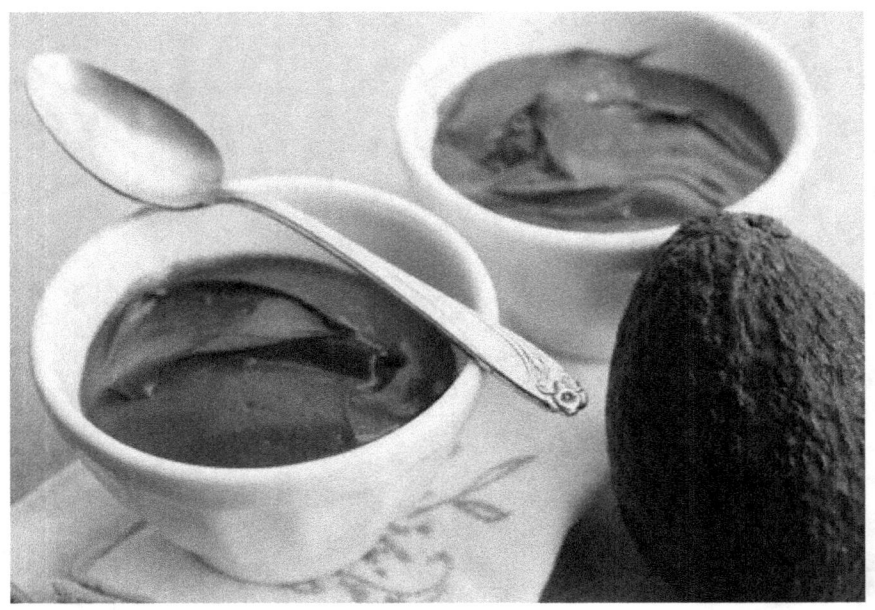

Naredi: 1 porcijo

SESTAVINE:
- 1 žlica kokosovega olja, stopljenega
- ½ skodelice vode
- 5 zmenkov
- 1 žlica rožičevca v prahu
- ½ čajne žličke mletega vaniljevega stroka 1 avokado
- ¼ skodelice malin, svežih ali zamrznjenih in odmrznjenih

NAVODILA:
a) V kuhinjskem robotu zmešajte vodo in datlje.
b) Zmešajte kokosovo olje, rožičev prah in zmleti vanilijev strok.
c) Dodajte avokado in mešajte nekaj sekund.
d) Postrezite z malinami v skledi.

88. Začinjene murve in jabolka

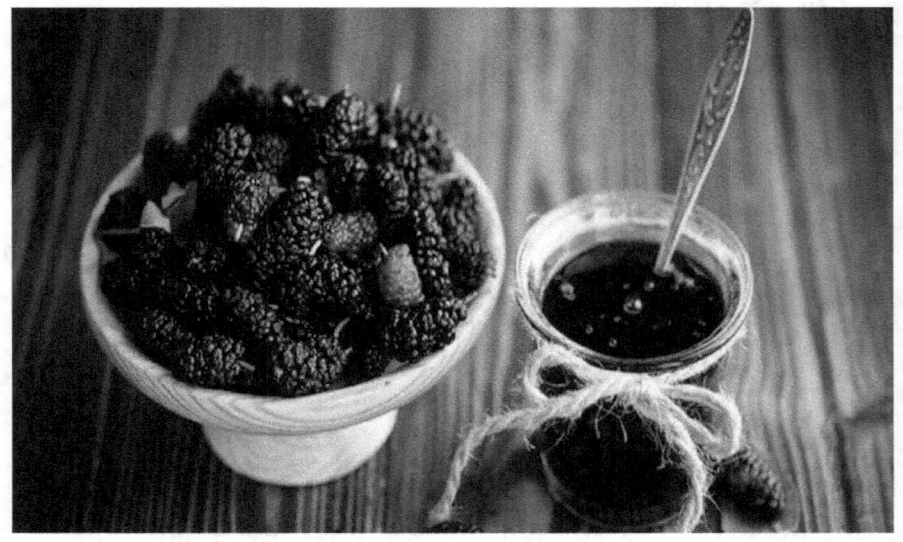

Naredi: 2 obroka

SESTAVINE:
- ½ čajne žličke kardamoma
- 2 jabolki
- 1 čajna žlička cimeta
- 4 žlice murv

NAVODILA:
a) Jabolka na grobo naribamo in jih zmešamo z začimbami.
b) Dodajte murve in pustite stati pol ure, preden postrežete.

89. Ostra korenčkova torta

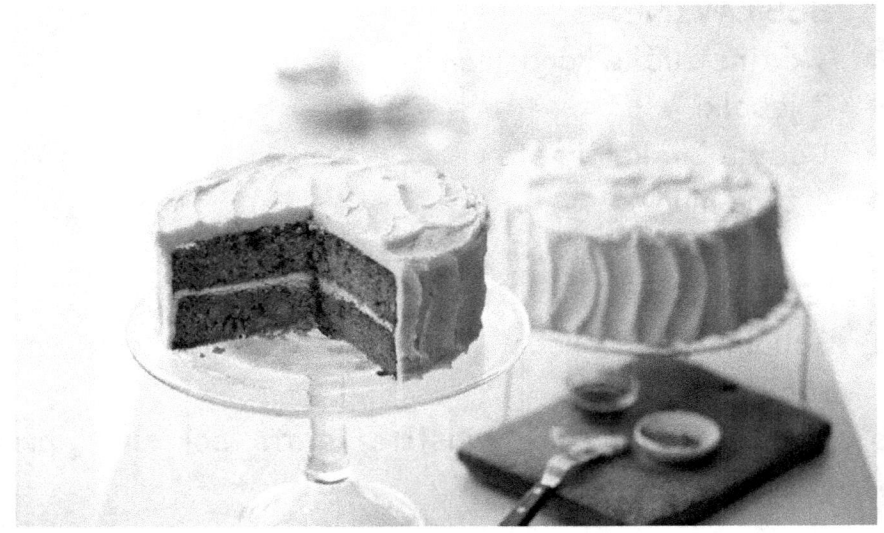

Naredi: 4

SESTAVINE:
- ¼ skodelice kokosovega olja, stopljenega
- 6 korenčkov
- 2 rdeči jabolki
- 1 čajna žlička mletega stroka vanilije
- 4 sveži datlji
- 1 žlica limoninega soka, lupinica ene limone, drobno naribana
- 1 skodelica goji jagod

NAVODILA:
a) Korenje narežite na koščke in ga pretlačite v kuhinjskem robotu, dokler ni grobo nasekljano.
b) Vmešamo jabolko, ki smo ga narezali na koščke.
c) Dodajte preostale sestavine in jih obdelajte, dokler se dobro ne združijo.
d) Testo položite na krožnik in ohladite nekaj ur, preden ga postrežete.
e) Na vrh potresemo goji jagode.

90. Brusnična krema

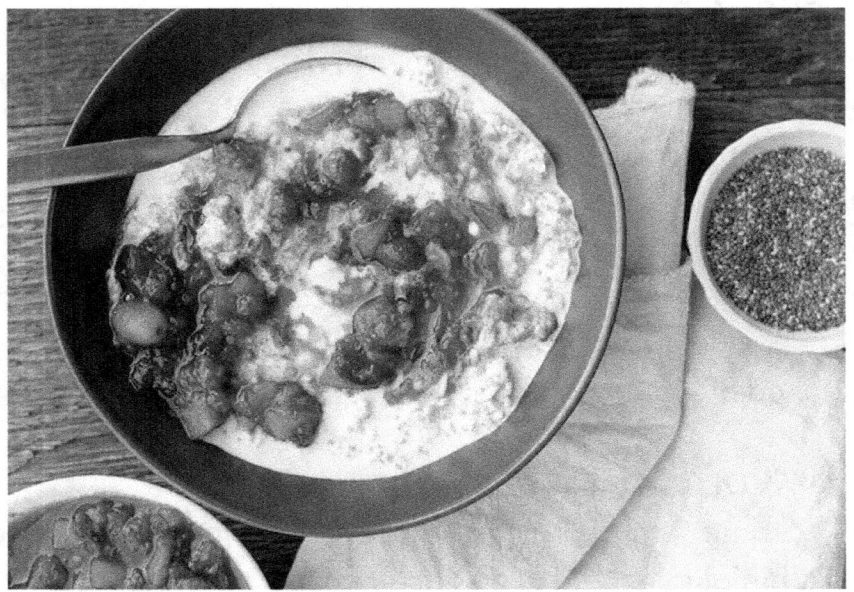

Naredi: 1 porcijo

SESTAVINE:
- Avokado _
- 1½ skodelice namočenih brusnic
- 2 žlički limoninega soka
- ½ skodelice malin, svežih ali zamrznjenih

NAVODILA:
a) Zmešajte avokadov, brusnični in limonin sok.
b) Po potrebi dodajte vodo, da dobite kremasto konsistenco.
c) Položite v skledo in na vrh položite maline.

91. z banano , granolo in jagodami

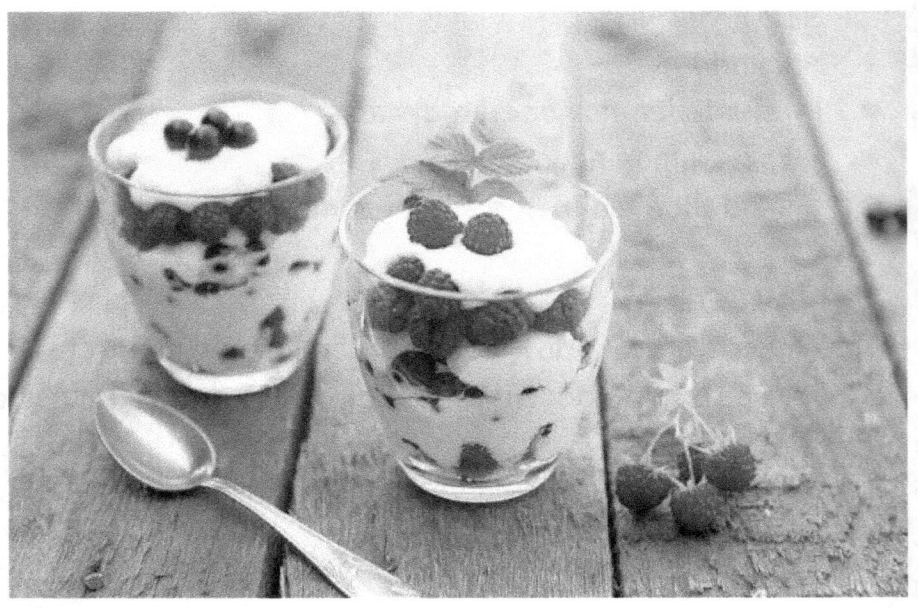

Naredi: 2

SESTAVINE:
- 1 žlica slaščičarskega sladkorja
- ¼ skodelice granole z nizko vsebnostjo maščob
- 1 skodelica narezanih jagod
- 1 banana
- 12 unč veganskega jogurta z okusom ananasa
- 2 žlički vroče vode
- 1 žlica kakava, nesladkanega

NAVODILA:
a) kozarca za parfe zložite veganski jogurt, narezane jagode, narezane banane in granolo .
b) Zmešajte kakav, slaščičarski sladkor in vodo do gladkega.
c) Rosenje čez vsak parfe.

92. Borovničev in breskov hrustljavček

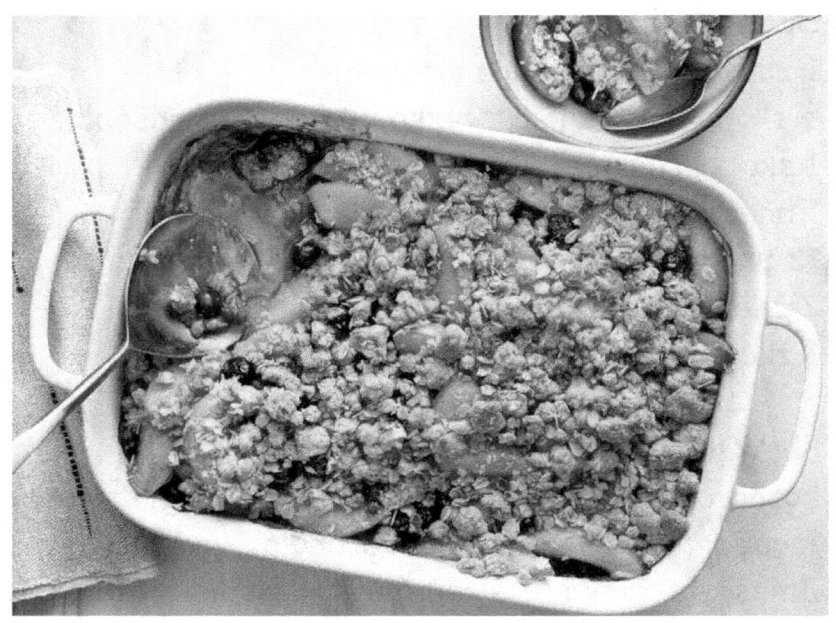

Naredi: 8

SESTAVINE:
- 6 skodelic svežih breskev, olupljenih in narezanih
- 2 skodelici svežih borovnic
- ⅓ skodelice plus ¼ skodelice svetlo rjavega sladkorja
- 2 žlici mandljeve moke
- 2 čajni žlički cimeta , razdeljeno _
- 1 skodelica ovsenih kosmičev brez glutena
- 3 žlice koruznega olja margarine

NAVODILA:
a) Pečico segrejte na 350 stopinj Fahrenheita.
b) Združite borovnice in breskve v pekaču.
c) Zmešajte ⅓ skodelice rjavega sladkorja, mandljevo moko in 1 čajno žličko cimeta .
d) Vmešajte breskve in borovnice, da se združijo.
e) Zmešajte ovsene kosmiče brez glutena, preostali rjavi sladkor in preostali cimet.
f) Narežite margarino, dokler ne postanejo drobtine, nato jih potresite po sadju.
g) Pečemo 25 minut .

93. ovseni kosmiči Brûlée

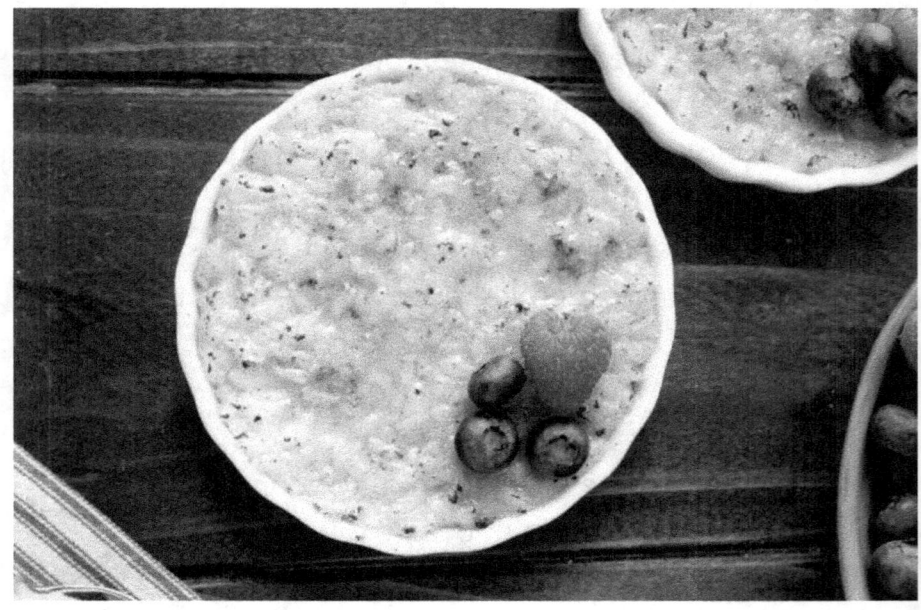

Naredi: 6 obrokov

SESTAVINE:
- 3 ¼ skodelice mandljevega mleka
- 2 skodelici ovsenih kosmičev brez glutena
- 1 čajna žlička vanilijevega ekstrakta
- 1 čajna žlička cimeta
- 1 skodelica malin ali jagodičevja po vaši izbiri
- 2 žlici sesekljanih orehov
- 2 žlici rjavega sladkorja

NAVODILA:
a) Pečico segrejte na 350°F in obložite modelčke za mafine.
b) V ponvi zavrite mandljevo mleko; vmešajte oves in pokrijte 5 minut.
c) Dodajte vanilijo in cimet ter premešajte, da se združita.
d) Vsako skodelico za muffine do polovice napolnite z ovsenimi kosmiči.
e) Hladite za 20 minut.
f) Vsako skodelico ovsenih kosmičev potresemo z jagodami, orehi in rjavim sladkorjem.
g) Pražite do zlate barve približno 1 minuto.

94. Raznovrstno jagodičevje Granita

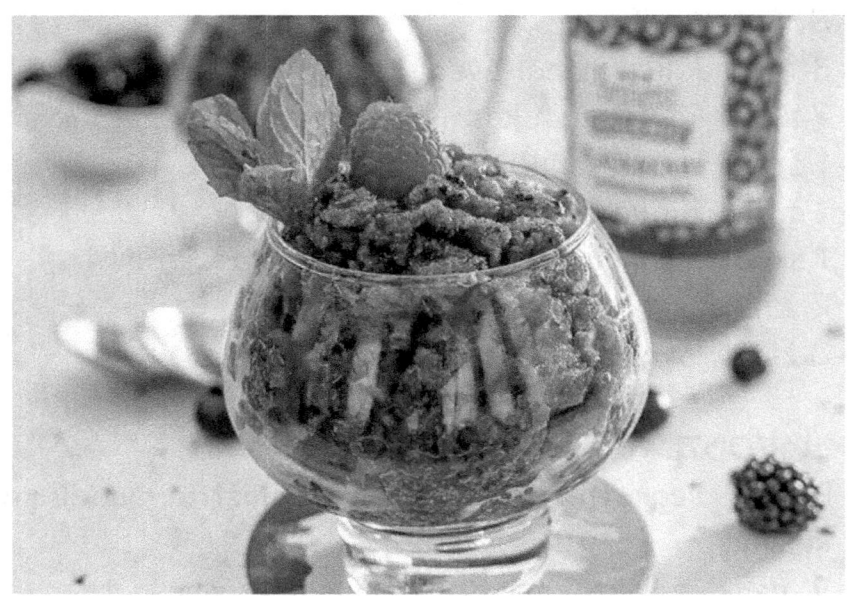

Naredi: 4

SESTAVINE:
- ½ skodelice svežih jagod, olupljenih in narezanih
- ½ skodelice svežih malin
- ½ skodelice svežih borovnic
- ½ skodelice svežih robid
- 1 žlica javorjevega sirupa
- 1 žlica svežega limoninega soka
- 1 skodelica zdrobljenih ledenih kock

NAVODILA:
a) Jagode, javorjev sirup, limonin sok in ledene kocke dajte v mešalnik z visoko hitrostjo in zmešajte na visoki hitrosti, dokler ni gladka.
b) Zmes jagodičja prenesite v pekač, jo enakomerno razporedite in zamrznite za 30 minut.
c) Vzamemo iz zamrzovalnika in z vilicami popolnoma premešamo granito.
d) Zamrznite za 2 uri in premešajte vsakih 30 minut.

95. Veganski nesladkan bučni sladoled

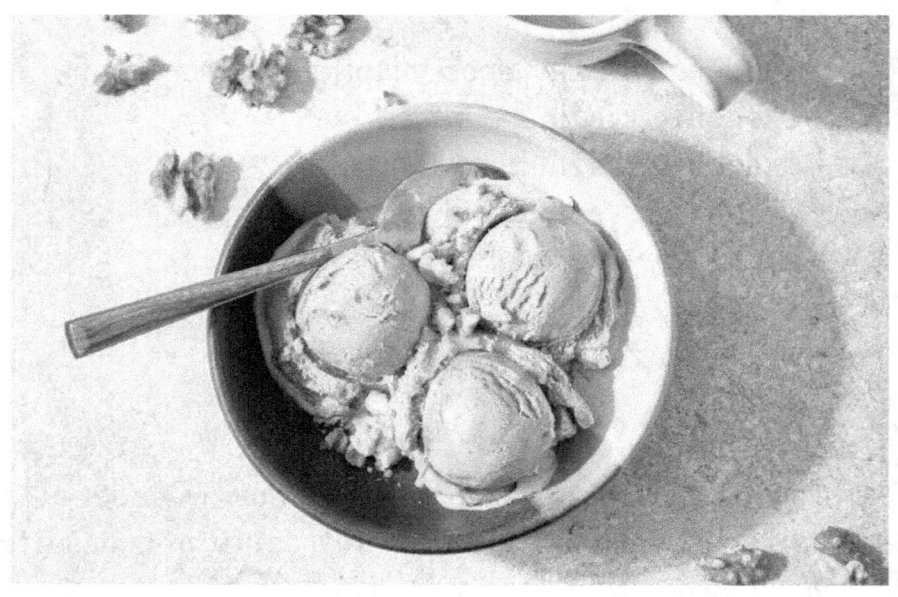

Naredi: 6

SESTAVINE:
- 15 unč domačega bučnega pireja
- ½ skodelice datljev, izkoščičenih in narezanih
- Dve 14-unčni pločevinki nesladkanega kokosovega mleka
- ½ čajne žličke bio vanilijevega ekstrakta
- 1½ čajne žličke začimbe za bučno pito
- ½ čajne žličke mletega cimeta

NAVODILA:
a) zmešajte do gladkega.
b) Zamrzni _ do 2 uri .
c) Nalijte v aparat za sladoled in obdelajte .
d) zamrzujte še 2 uri.

96. Zamrznjena sadna krema

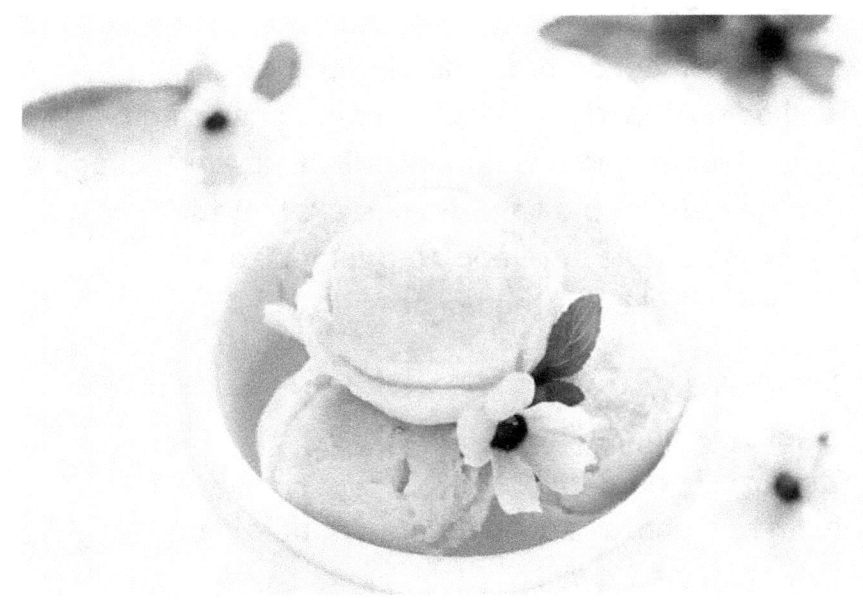

Naredi: 6

SESTAVINE:
- 14-unčna pločevinka kokosovega mleka
- 1 skodelica zamrznjenih koščkov ananasa, odmrznjenih
- 4 skodelice zamrznjenih rezin banan, odmrznjenih
- 2 žlici svežega limetinega soka
- ščepec soli

NAVODILA:
a) Stekleno posodo obložite s plastično folijo.
b) zmešajte do gladkega.
c) Z zmesjo enakomerno napolnimo pripravljeno enolončnico.
d) Pred serviranjem zamrznite za približno 40 minut.

97. Avokadov puding

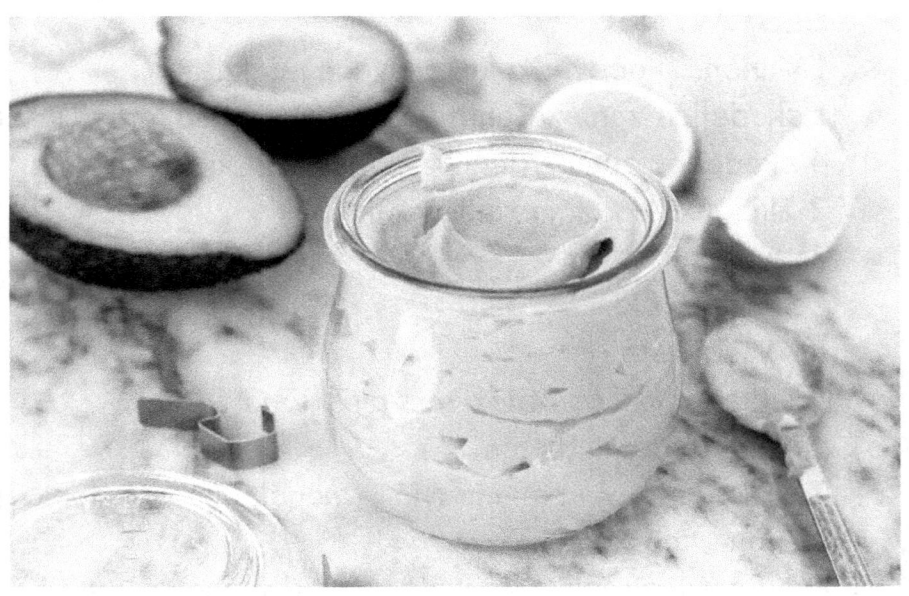

Naredi: 4

SESTAVINE:
- 2 skodelici banan, olupljenih in narezanih
- 2 zrela avokada, olupljena in narezana
- 1 čajna žlička limetine lupinice, drobno naribane
- 1 čajna žlička limonine lupinice, drobno naribane
- ½ skodelice svežega limetinega soka
- ⅓ skodelice medu
- ¼ skodelice mandljev, sesekljanih
- ½ skodelice limoninega soka

NAVODILA:
a) Zmešajte vse sestavine do gladkega.
b) Mousse nalijte v 4 servirne kozarce.
c) Ohladite za 2 ure pred serviranjem.
d) Okrasite z orehi in postrezite.

98. Chili in orehovi zvitki

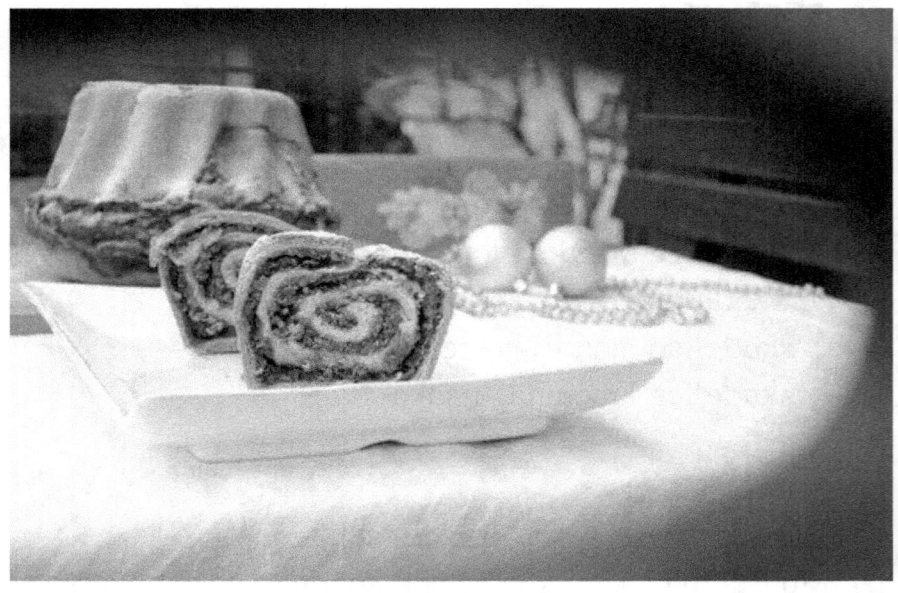

Naredi: 2-3 porcije

SESTAVINE:
- 2 korenčka, sesekljana
- 1 žlica limoninega soka
  - 5 listov nori, narezanih na dolge trakove
- $1\frac{1}{2}$ skodelice orehov
- $\frac{1}{2}$ skodelice kislega zelja
- 5 namočenih posušenih paradižnikov
- $\frac{1}{4}$-$\frac{1}{2}$ svežega čilija
- $\frac{1}{2}$ skodelice svežega origana
- $\frac{1}{4}$ rdeče paprike

NAVODILA:
a) V kuhinjskem robotu pretlačite orehe, dokler niso grobo sesekljani.
b) Zmešajte korenje, sušene paradižnike, čili, origano, poper in limono.
c) Skledo do polovice napolnite s pomako.
d) Traku norija dodajte 3 žlice pomake iz orehov in kislo zelje.
e) Zvijte.

99. Zdravilna jabolčna pita

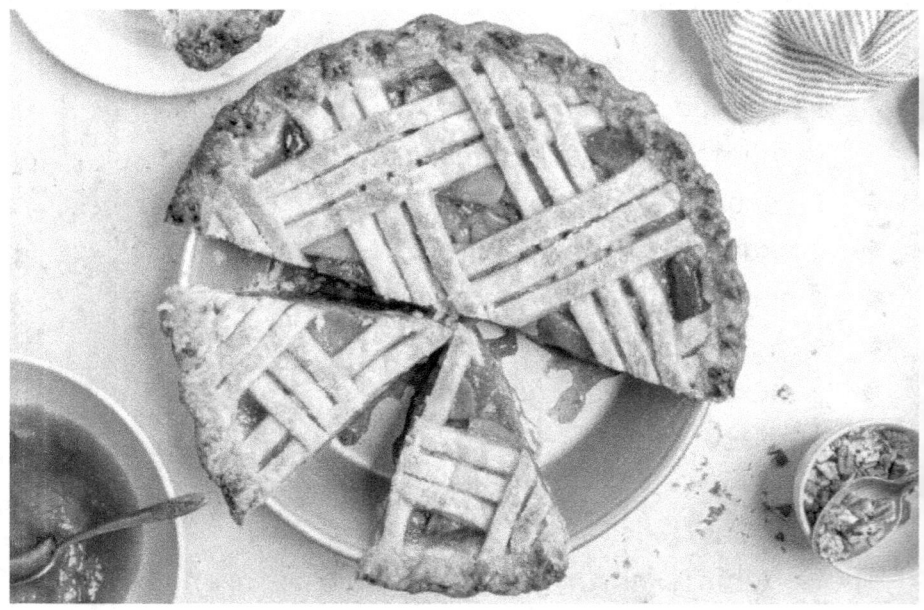

Naredi: 8

SESTAVINE:
ZA JABOLKA:
- 8 jabolk, brez peščic, olupljenih in na drobno narezanih
- 16 žlic kokosovega sladkorja
- 2 žlici koruzne moke
- 1 čajna žlička vanilijevega ekstrakta
- 1 čajna žlička kokosovega olja
- 1 čajna žlička mletega cimeta
- Ščepec morske soli po okusu

ZA PECIVO:
- $1\frac{1}{4}$ skodelice mletih mandljev
- $\frac{1}{4}$ skodelice kokosovega olja
- $1\frac{1}{4}$ skodelice moke brez glutena
- Voda, po potrebi

NAVODILA:
ZA JABOLKA:
a) V ponev s pokrovom damo jabolka, kokosovo olje, kokosov sladkor, vanilijo, cimet in sol.
b) Pustite kuhati na majhnem ognju, občasno premešajte, približno 20 minut.
c) V majhni skledi raztopite koruzno moko v majhnem brizgu vode.
d) Dodajte mešanico koruzne moke in vode ter dobro premešajte.
e) Ko se jabolka zgostijo, ugasnemo ogenj.

ZA PECIVO:

f) Pečico segrejemo na 180 stopinj Celzija.
g) Vse sestavine zmešajte v veliki skledi skupaj z vodo, dokler ne nastane čvrsto testo.
h) Testo razdelimo na dva dela in polovico stresemo v pomaščen pekač za pite. S prsti ga previdno potisnite po dnu in navzgor ob straneh posode.
i) Na pult položite list namaščenega peki papirja in z valjarjem razvaljajte preostalo testo v dovolj velik krog, da pokrijete pito.
j) Ko je to pripravljeno, prenesite jabolčno zmes v skorjo za pito.
k) Zdaj položite zgornjo plast peciva na skorjo za pito.
l) S prsti pritrdite zgornjo plast skorje na skorjo, tako da pritisnete vse robove okoli pite in se prepričate, da so pravilno zaprti.
m) Z nožem naredite majhno zarezo na sredini vrha skorje za pito.
n) Pecite približno 30 minut, dokler skorja peciva ni čvrsta na dotik in zlato rjava.

100. Makaroni s kokosovo in pomarančno vodo

Naredi: 14

SESTAVINE:
- 3 skodelice nesladkanega naribanega kokosa
- 4 žlice nerafiniranega trsnega sirupa
- 4 žlice kokosovega olja, stopljenega
- 1 čajna žlička cvetne vode pomarančnih cvetov
- Praženi mandlji, za serviranje

NAVODILA:
a) V kuhinjskem robotu stepajte kokos, dokler ni razdrobljen na zelo majhne koščke. Pustite nekaj teksture.
b) Dodajte sirup, olje in cvetno vodo. Blitz dokler se dobro ne združi.
c) Zmes damo v skledo in postavimo v zamrzovalnik za 5-8 minut. Tako se bo kokosovo olje strdilo, da boste lahko delali z mešanico.
d) Medtem ko čakate, dodajte 10-12 mandljev v kuhinjski robot in jih zlomite na majhne koščke.
e) V ponev dodajte 2 žlički kokosovega olja in segrejte na nizki-srednji temperaturi, dodajte oreščke in pražite nekaj minut, da zadiši.
f) Preizkusite kokosovo testo, da vidite, ali ostane skupaj, ko ga stisnete v dlani. Če ste pripravljeni, jih z rokami stisnite v majhne kroglice. Mešanica je občutljiva.
g) Kroglice položimo na servirni krožnik in jih prelijemo s pomarančno marmelado in popečenimi mandlji.

ZAKLJUČEK

Ko zaključujemo naše popotovanje po "KUHINJA HAPPY SKIN", upamo, da ste odkrili transformativno moč prehrane in nege kože, ki delujeta v harmoniji. Vsak recept na teh straneh je praznovanje sijoče, zdrave kože, ki je rezultat hranjenja telesa s koristnimi sestavinami in premišljenega prehranjevanja.

Ne glede na to, ali ste uživali v smutijih, polnih antioksidantov, si privoščili solate, ki spodbujajo kolagen, ali uživali v jedeh, bogatih z omega-3, verjamemo, da vas je teh 100 receptov navdihnilo, da daste prednost dobremu počutju svoje kože s hrano, ki jo uživate. . Poleg sestavin in tehnik lahko koncept KUHINJA HAPPY SKIN postane življenjski slog – pristop, ki prepozna povezavo med tem, kar jeste, in lepoto, ki izžareva od znotraj.

Ko še naprej raziskujete svet nege kože s pomočjo prehrane, naj bo "KUHINJA HAPPY SKIN" vaš zaupanja vreden spremljevalec, ki vas vodi skozi okusne in hranljive recepte, ki podpirajo vašo pot do srečne, sijoče kože. Tukaj je, da sprejmete sinergijo hrane in nege kože ter uživate v užitku negovanja kože od znotraj navzven. Na zdravje srečne in sijoče kože!

www.ingramcontent.com/pod-product-compliance
Lightning Source LLC
Chambersburg PA
CBHW071318110526
44591CB00010B/932